Note

Note

Week					Weight		

	BLOOD SUGAR			**BLOOD PRESSURE**			
Date	Meal	Before	After	Time	Systolic	Diastolic	Heart Rate
MONDAY 6,26,23	Breakfast	112		3:45 am	113	74	77
	Lunch			am			
	Dinner			pm			
	Bedtime			pm			
TUESDAY __/__/__	Breakfast			am			
	Lunch			am			
	Dinner			pm			
	Bedtime			pm			
WEDNESDAY __/__/__	Breakfast			am			
	Lunch			am			
	Dinner			pm			
	Bedtime			pm			
THURSDAY __/__/__	Breakfast			am			
	Lunch			am			
	Dinner			pm			
	Bedtime			pm			
FRIDAY __/__/__	Breakfast			am			
	Lunch			am			
	Dinner			pm			
	Bedtime			pm			
SATURDAY __/__/__	Breakfast			am			
	Lunch			am			
	Dinner			pm			
	Bedtime			pm			
SUNDAY 6,25,23	Breakfast	—	135	am	104	70	95
	Lunch			am			
	Dinner			pm			
	Bedtime			pm			

Week **3rd of July** wk

Weight **155**

BLOOD SUGAR

BLOOD PRESSURE

Date	Meal	Before	After	Time		Systolic	Diastolic	Heart Rate
MONDAY __/__/__	Breakfast				am			
	Lunch				am			
	Dinner				pm			
	Bedtime				pm			
TUESDAY __/__/__	Breakfast				am			
	Lunch				am			
	Dinner				pm			
	Bedtime				pm			
WEDNESDAY __/__/__	Breakfast				am			
	Lunch				am			
	Dinner				pm			
	Bedtime				pm			
THURSDAY __/__/__	Breakfast				am			
	Lunch				am			
	Dinner				pm			
	Bedtime				pm			
FRIDAY __/__/__	Breakfast				am			
	Lunch				am			
	Dinner				pm			
	Bedtime				pm			
SATURDAY __/__/__	Breakfast				am			
	Lunch				am			
	Dinner				pm			
	Bedtime				pm			
SUNDAY 7,14,24	Breakfast	52		2am	am	116	80	69
	Lunch				am			
	Dinner				pm			
	Bedtime				pm			

Week					Weight			

	BLOOD SUGAR				**BLOOD PRESSURE**			
Date	Meal	Before	After		Time	Systolic	Diastolic	Heart Rate
MONDAY ___/___/___	Breakfast				am			
	Lunch				am			
	Dinner				pm			
	Bedtime				pm			
TUESDAY ___/___/___	Breakfast				am			
	Lunch				am			
	Dinner				pm			
	Bedtime				pm			
WEDNESDAY ___/___/___	Breakfast				am			
	Lunch				am			
	Dinner				pm			
	Bedtime				pm			
THURSDAY ___/___/___	Breakfast				am			
	Lunch				am			
	Dinner				pm			
	Bedtime				pm			
FRIDAY ___/___/___	Breakfast				am			
	Lunch				am			
	Dinner				pm			
	Bedtime				pm			
SATURDAY ___/___/___	Breakfast				am			
	Lunch				am			
	Dinner				pm			
	Bedtime				pm			
SUNDAY ___/___/___	Breakfast				am			
	Lunch				am			
	Dinner				pm			
	Bedtime				pm			

Week					Weight			

	BLOOD SUGAR			**BLOOD PRESSURE**			

Date	Meal	Before	After	Time	Systolic	Diastolic	Heart Rate
MONDAY ___/___/___	Breakfast			am			
	Lunch			am			
	Dinner			pm			
	Bedtime			pm			
TUESDAY ___/___/___	Breakfast			am			
	Lunch			am			
	Dinner			pm			
	Bedtime			pm			
WEDNESDAY ___/___/___	Breakfast			am			
	Lunch			am			
	Dinner			pm			
	Bedtime			pm			
THURSDAY ___/___/___	Breakfast			am			
	Lunch			am			
	Dinner			pm			
	Bedtime			pm			
FRIDAY ___/___/___	Breakfast			am			
	Lunch			am			
	Dinner			pm			
	Bedtime			pm			
SATURDAY ___/___/___	Breakfast			am			
	Lunch			am			
	Dinner			pm			
	Bedtime			pm			
SUNDAY ___/___/___	Breakfast			am			
	Lunch			am			
	Dinner			pm			
	Bedtime			pm			

| Week | | | | Weight | | | |

	BLOOD SUGAR			**BLOOD PRESSURE**			
Date	Meal	Before	After	Time	Systolic	Diastolic	Heart Rate
MONDAY ___/___/___	Breakfast			am			
	Lunch			am			
	Dinner			pm			
	Bedtime			pm			
TUESDAY ___/___/___	Breakfast			am			
	Lunch			am			
	Dinner			pm			
	Bedtime			pm			
WEDNESDAY ___/___/___	Breakfast			am			
	Lunch			am			
	Dinner			pm			
	Bedtime			pm			
THURSDAY ___/___/___	Breakfast			am			
	Lunch			am			
	Dinner			pm			
	Bedtime			pm			
FRIDAY ___/___/___	Breakfast			am			
	Lunch			am			
	Dinner			pm			
	Bedtime			pm			
SATURDAY ___/___/___	Breakfast			am			
	Lunch			am			
	Dinner			pm			
	Bedtime			pm			
SUNDAY ___/___/___	Breakfast			am			
	Lunch			am			
	Dinner			pm			
	Bedtime			pm			

Week		Weight	

		BLOOD SUGAR			**BLOOD PRESSURE**		
Date	Meal	Before	After	Time	Systolic	Diastolic	Heart Rate
MONDAY ___/___/___	Breakfast			am			
	Lunch			am			
	Dinner			pm			
	Bedtime			pm			
TUESDAY ___/___/___	Breakfast			am			
	Lunch			am			
	Dinner			pm			
	Bedtime			pm			
WEDNESDAY ___/___/___	Breakfast			am			
	Lunch			am			
	Dinner			pm			
	Bedtime			pm			
THURSDAY ___/___/___	Breakfast			am			
	Lunch			am			
	Dinner			pm			
	Bedtime			pm			
FRIDAY ___/___/___	Breakfast			am			
	Lunch			am			
	Dinner			pm			
	Bedtime			pm			
SATURDAY ___/___/___	Breakfast			am			
	Lunch			am			
	Dinner			pm			
	Bedtime			pm			
SUNDAY ___/___/___	Breakfast			am			
	Lunch			am			
	Dinner			pm			
	Bedtime			pm			

Week		Weight

BLOOD SUGAR | ## BLOOD PRESSURE

Date	Meal	Before	After	Time	Systolic	Diastolic	Heart Rate
MONDAY __ / __ / __	Breakfast			am			
	Lunch			am			
	Dinner			pm			
	Bedtime			pm			
TUESDAY __ / __ / __	Breakfast			am			
	Lunch			am			
	Dinner			pm			
	Bedtime			pm			
WEDNESDAY __ / __ / __	Breakfast			am			
	Lunch			am			
	Dinner			pm			
	Bedtime			pm			
THURSDAY __ / __ / __	Breakfast			am			
	Lunch			am			
	Dinner			pm			
	Bedtime			pm			
FRIDAY __ / __ / __	Breakfast			am			
	Lunch			am			
	Dinner			pm			
	Bedtime			pm			
SATURDAY __ / __ / __	Breakfast			am			
	Lunch			am			
	Dinner			pm			
	Bedtime			pm			
SUNDAY __ / __ / __	Breakfast			am			
	Lunch			am			
	Dinner			pm			
	Bedtime			pm			

Week					Weight			

BLOOD SUGAR   ## BLOOD PRESSURE

Date	Meal	Before	After	Time	Systolic	Diastolic	Heart Rate
MONDAY ___/___/___	Breakfast			am			
	Lunch			am			
	Dinner			pm			
	Bedtime			pm			
TUESDAY ___/___/___	Breakfast			am			
	Lunch			am			
	Dinner			pm			
	Bedtime			pm			
WEDNESDAY ___/___/___	Breakfast			am			
	Lunch			am			
	Dinner			pm			
	Bedtime			pm			
THURSDAY ___/___/___	Breakfast			am			
	Lunch			am			
	Dinner			pm			
	Bedtime			pm			
FRIDAY ___/___/___	Breakfast			am			
	Lunch			am			
	Dinner			pm			
	Bedtime			pm			
SATURDAY ___/___/___	Breakfast			am			
	Lunch			am			
	Dinner			pm			
	Bedtime			pm			
SUNDAY ___/___/___	Breakfast			am			
	Lunch			am			
	Dinner			pm			
	Bedtime			pm			

Week					Weight			

BLOOD SUGAR | ## BLOOD PRESSURE

Date	Meal	Before	After	Time	Systolic	Diastolic	Heart Rate
MONDAY ___/___/___	Breakfast			am			
	Lunch			am			
	Dinner			pm			
	Bedtime			pm			
TUESDAY ___/___/___	Breakfast			am			
	Lunch			am			
	Dinner			pm			
	Bedtime			pm			
WEDNESDAY ___/___/___	Breakfast			am			
	Lunch			am			
	Dinner			pm			
	Bedtime			pm			
THURSDAY ___/___/___	Breakfast			am			
	Lunch			am			
	Dinner			pm			
	Bedtime			pm			
FRIDAY ___/___/___	Breakfast			am			
	Lunch			am			
	Dinner			pm			
	Bedtime			pm			
SATURDAY ___/___/___	Breakfast			am			
	Lunch			am			
	Dinner			pm			
	Bedtime			pm			
SUNDAY ___/___/___	Breakfast			am			
	Lunch			am			
	Dinner			pm			
	Bedtime			pm			

Week						Weight		

BLOOD SUGAR

BLOOD PRESSURE

Date	Meal	Before	After	Time		Systolic	Diastolic	Heart Rate
MONDAY ___/___/___	Breakfast				am			
	Lunch				am			
	Dinner				pm			
	Bedtime				pm			
TUESDAY ___/___/___	Breakfast				am			
	Lunch				am			
	Dinner				pm			
	Bedtime				pm			
WEDNESDAY ___/___/___	Breakfast				am			
	Lunch				am			
	Dinner				pm			
	Bedtime				pm			
THURSDAY ___/___/___	Breakfast				am			
	Lunch				am			
	Dinner				pm			
	Bedtime				pm			
FRIDAY ___/___/___	Breakfast				am			
	Lunch				am			
	Dinner				pm			
	Bedtime				pm			
SATURDAY ___/___/___	Breakfast				am			
	Lunch				am			
	Dinner				pm			
	Bedtime				pm			
SUNDAY ___/___/___	Breakfast				am			
	Lunch				am			
	Dinner				pm			
	Bedtime				pm			

Week					Weight			

BLOOD SUGAR / BLOOD PRESSURE

Date	Meal	Before	After	Time	Systolic	Diastolic	Heart Rate
MONDAY __/__/__	Breakfast			am			
	Lunch			am			
	Dinner			pm			
	Bedtime			pm			
TUESDAY __/__/__	Breakfast			am			
	Lunch			am			
	Dinner			pm			
	Bedtime			pm			
WEDNESDAY __/__/__	Breakfast			am			
	Lunch			am			
	Dinner			pm			
	Bedtime			pm			
THURSDAY __/__/__	Breakfast			am			
	Lunch			am			
	Dinner			pm			
	Bedtime			pm			
FRIDAY __/__/__	Breakfast			am			
	Lunch			am			
	Dinner			pm			
	Bedtime			pm			
SATURDAY __/__/__	Breakfast			am			
	Lunch			am			
	Dinner			pm			
	Bedtime			pm			
SUNDAY __/__/__	Breakfast			am			
	Lunch			am			
	Dinner			pm			
	Bedtime			pm			

| Week | | | | Weight | | | |

	BLOOD SUGAR			BLOOD PRESSURE			
Date	Meal	Before	After	Time	Systolic	Diastolic	Heart Rate
MONDAY __/__/__	Breakfast			am			
	Lunch			am			
	Dinner			pm			
	Bedtime			pm			
TUESDAY __/__/__	Breakfast			am			
	Lunch			am			
	Dinner			pm			
	Bedtime			pm			
WEDNESDAY __/__/__	Breakfast			am			
	Lunch			am			
	Dinner			pm			
	Bedtime			pm			
THURSDAY __/__/__	Breakfast			am			
	Lunch			am			
	Dinner			pm			
	Bedtime			pm			
FRIDAY __/__/__	Breakfast			am			
	Lunch			am			
	Dinner			pm			
	Bedtime			pm			
SATURDAY __/__/__	Breakfast			am			
	Lunch			am			
	Dinner			pm			
	Bedtime			pm			
SUNDAY __/__/__	Breakfast			am			
	Lunch			am			
	Dinner			pm			
	Bedtime			pm			

Week					Weight			

BLOOD SUGAR

BLOOD PRESSURE

Date	Meal	Before	After	Time		Systolic	Diastolic	Heart Rate
MONDAY ___/___/___	Breakfast				am			
	Lunch				am			
	Dinner				pm			
	Bedtime				pm			
TUESDAY ___/___/___	Breakfast				am			
	Lunch				am			
	Dinner				pm			
	Bedtime				pm			
WEDNESDAY ___/___/___	Breakfast				am			
	Lunch				am			
	Dinner				pm			
	Bedtime				pm			
THURSDAY ___/___/___	Breakfast				am			
	Lunch				am			
	Dinner				pm			
	Bedtime				pm			
FRIDAY ___/___/___	Breakfast				am			
	Lunch				am			
	Dinner				pm			
	Bedtime				pm			
SATURDAY ___/___/___	Breakfast				am			
	Lunch				am			
	Dinner				pm			
	Bedtime				pm			
SUNDAY ___/___/___	Breakfast				am			
	Lunch				am			
	Dinner				pm			
	Bedtime				pm			

Week					Weight			

	BLOOD SUGAR			**BLOOD PRESSURE**			
Date	Meal	Before	After	Time	Systolic	Diastolic	Heart Rate
MONDAY __/ __/ __	Breakfast			am			
	Lunch			am			
	Dinner			pm			
	Bedtime			pm			
TUESDAY __/ __/ __	Breakfast			am			
	Lunch			am			
	Dinner			pm			
	Bedtime			pm			
WEDNESDAY __/ __/ __	Breakfast			am			
	Lunch			am			
	Dinner			pm			
	Bedtime			pm			
THURSDAY __/ __/ __	Breakfast			am			
	Lunch			am			
	Dinner			pm			
	Bedtime			pm			
FRIDAY __/ __/ __	Breakfast			am			
	Lunch			am			
	Dinner			pm			
	Bedtime			pm			
SATURDAY __/ __/ __	Breakfast			am			
	Lunch			am			
	Dinner			pm			
	Bedtime			pm			
SUNDAY __/ __/ __	Breakfast			am			
	Lunch			am			
	Dinner			pm			
	Bedtime			pm			

| Week | | | | Weight | | | |

<table>
<tr><td colspan="4" align="center">BLOOD SUGAR</td><td colspan="4" align="center">BLOOD PRESSURE</td></tr>
<tr><td>Date</td><td>Meal</td><td>Before</td><td>After</td><td>Time</td><td>Systolic</td><td>Diastolic</td><td>Heart Rate</td></tr>
<tr><td rowspan="4">MONDAY

___/___/___</td><td>Breakfast</td><td></td><td></td><td>am</td><td></td><td></td><td></td></tr>
<tr><td>Lunch</td><td></td><td></td><td>am</td><td></td><td></td><td></td></tr>
<tr><td>Dinner</td><td></td><td></td><td>pm</td><td></td><td></td><td></td></tr>
<tr><td>Bedtime</td><td></td><td></td><td>pm</td><td></td><td></td><td></td></tr>
<tr><td rowspan="4">TUESDAY

___/___/___</td><td>Breakfast</td><td></td><td></td><td>am</td><td></td><td></td><td></td></tr>
<tr><td>Lunch</td><td></td><td></td><td>am</td><td></td><td></td><td></td></tr>
<tr><td>Dinner</td><td></td><td></td><td>pm</td><td></td><td></td><td></td></tr>
<tr><td>Bedtime</td><td></td><td></td><td>pm</td><td></td><td></td><td></td></tr>
<tr><td rowspan="4">WEDNESDAY

___/___/___</td><td>Breakfast</td><td></td><td></td><td>am</td><td></td><td></td><td></td></tr>
<tr><td>Lunch</td><td></td><td></td><td>am</td><td></td><td></td><td></td></tr>
<tr><td>Dinner</td><td></td><td></td><td>pm</td><td></td><td></td><td></td></tr>
<tr><td>Bedtime</td><td></td><td></td><td>pm</td><td></td><td></td><td></td></tr>
<tr><td rowspan="4">THURSDAY

___/___/___</td><td>Breakfast</td><td></td><td></td><td>am</td><td></td><td></td><td></td></tr>
<tr><td>Lunch</td><td></td><td></td><td>am</td><td></td><td></td><td></td></tr>
<tr><td>Dinner</td><td></td><td></td><td>pm</td><td></td><td></td><td></td></tr>
<tr><td>Bedtime</td><td></td><td></td><td>pm</td><td></td><td></td><td></td></tr>
<tr><td rowspan="4">FRIDAY

___/___/___</td><td>Breakfast</td><td></td><td></td><td>am</td><td></td><td></td><td></td></tr>
<tr><td>Lunch</td><td></td><td></td><td>am</td><td></td><td></td><td></td></tr>
<tr><td>Dinner</td><td></td><td></td><td>pm</td><td></td><td></td><td></td></tr>
<tr><td>Bedtime</td><td></td><td></td><td>pm</td><td></td><td></td><td></td></tr>
<tr><td rowspan="4">SATURDAY

___/___/___</td><td>Breakfast</td><td></td><td></td><td>am</td><td></td><td></td><td></td></tr>
<tr><td>Lunch</td><td></td><td></td><td>am</td><td></td><td></td><td></td></tr>
<tr><td>Dinner</td><td></td><td></td><td>pm</td><td></td><td></td><td></td></tr>
<tr><td>Bedtime</td><td></td><td></td><td>pm</td><td></td><td></td><td></td></tr>
<tr><td rowspan="4">SUNDAY

___/___/___</td><td>Breakfast</td><td></td><td></td><td>am</td><td></td><td></td><td></td></tr>
<tr><td>Lunch</td><td></td><td></td><td>am</td><td></td><td></td><td></td></tr>
<tr><td>Dinner</td><td></td><td></td><td>pm</td><td></td><td></td><td></td></tr>
<tr><td>Bedtime</td><td></td><td></td><td>pm</td><td></td><td></td><td></td></tr>
</table>

Week						Weight		

BLOOD SUGAR / BLOOD PRESSURE

Date	Meal	Before	After	Time	Systolic	Diastolic	Heart Rate
MONDAY ___/___/___	Breakfast			am			
	Lunch			am			
	Dinner			pm			
	Bedtime			pm			
TUESDAY ___/___/___	Breakfast			am			
	Lunch			am			
	Dinner			pm			
	Bedtime			pm			
WEDNESDAY ___/___/___	Breakfast			am			
	Lunch			am			
	Dinner			pm			
	Bedtime			pm			
THURSDAY ___/___/___	Breakfast			am			
	Lunch			am			
	Dinner			pm			
	Bedtime			pm			
FRIDAY ___/___/___	Breakfast			am			
	Lunch			am			
	Dinner			pm			
	Bedtime			pm			
SATURDAY ___/___/___	Breakfast			am			
	Lunch			am			
	Dinner			pm			
	Bedtime			pm			
SUNDAY ___/___/___	Breakfast			am			
	Lunch			am			
	Dinner			pm			
	Bedtime			pm			

Week					Weight			

BLOOD SUGAR — BLOOD PRESSURE

Date	Meal	Before	After	Time	Systolic	Diastolic	Heart Rate
MONDAY __ / __ / __	Breakfast			am			
	Lunch			am			
	Dinner			pm			
	Bedtime			pm			
TUESDAY __ / __ / __	Breakfast			am			
	Lunch			am			
	Dinner			pm			
	Bedtime			pm			
WEDNESDAY __ / __ / __	Breakfast			am			
	Lunch			am			
	Dinner			pm			
	Bedtime			pm			
THURSDAY __ / __ / __	Breakfast			am			
	Lunch			am			
	Dinner			pm			
	Bedtime			pm			
FRIDAY __ / __ / __	Breakfast			am			
	Lunch			am			
	Dinner			pm			
	Bedtime			pm			
SATURDAY __ / __ / __	Breakfast			am			
	Lunch			am			
	Dinner			pm			
	Bedtime			pm			
SUNDAY __ / __ / __	Breakfast			am			
	Lunch			am			
	Dinner			pm			
	Bedtime			pm			

Week					Weight		

BLOOD SUGAR · BLOOD PRESSURE

Date	Meal	Before	After	Time	Systolic	Diastolic	Heart Rate
MONDAY __/__/__	Breakfast			am			
	Lunch			am			
	Dinner			pm			
	Bedtime			pm			
TUESDAY __/__/__	Breakfast			am			
	Lunch			am			
	Dinner			pm			
	Bedtime			pm			
WEDNESDAY __/__/__	Breakfast			am			
	Lunch			am			
	Dinner			pm			
	Bedtime			pm			
THURSDAY __/__/__	Breakfast			am			
	Lunch			am			
	Dinner			pm			
	Bedtime			pm			
FRIDAY __/__/__	Breakfast			am			
	Lunch			am			
	Dinner			pm			
	Bedtime			pm			
SATURDAY __/__/__	Breakfast			am			
	Lunch			am			
	Dinner			pm			
	Bedtime			pm			
SUNDAY __/__/__	Breakfast			am			
	Lunch			am			
	Dinner			pm			
	Bedtime			pm			

Week					Weight			

BLOOD SUGAR   BLOOD PRESSURE

Date	Meal	Before	After	Time		Systolic	Diastolic	Heart Rate
MONDAY ___/___/___	Breakfast				am			
	Lunch				am			
	Dinner				pm			
	Bedtime				pm			
TUESDAY ___/___/___	Breakfast				am			
	Lunch				am			
	Dinner				pm			
	Bedtime				pm			
WEDNESDAY ___/___/___	Breakfast				am			
	Lunch				am			
	Dinner				pm			
	Bedtime				pm			
THURSDAY ___/___/___	Breakfast				am			
	Lunch				am			
	Dinner				pm			
	Bedtime				pm			
FRIDAY ___/___/___	Breakfast				am			
	Lunch				am			
	Dinner				pm			
	Bedtime				pm			
SATURDAY ___/___/___	Breakfast				am			
	Lunch				am			
	Dinner				pm			
	Bedtime				pm			
SUNDAY ___/___/___	Breakfast				am			
	Lunch				am			
	Dinner				pm			
	Bedtime				pm			

Week				Weight			

BLOOD SUGAR

BLOOD PRESSURE

Date	Meal	Before	After	Time	Systolic	Diastolic	Heart Rate
MONDAY __/__/__	Breakfast			am			
	Lunch			am			
	Dinner			pm			
	Bedtime			pm			
TUESDAY __/__/__	Breakfast			am			
	Lunch			am			
	Dinner			pm			
	Bedtime			pm			
WEDNESDAY __/__/__	Breakfast			am			
	Lunch			am			
	Dinner			pm			
	Bedtime			pm			
THURSDAY __/__/__	Breakfast			am			
	Lunch			am			
	Dinner			pm			
	Bedtime			pm			
FRIDAY __/__/__	Breakfast			am			
	Lunch			am			
	Dinner			pm			
	Bedtime			pm			
SATURDAY __/__/__	Breakfast			am			
	Lunch			am			
	Dinner			pm			
	Bedtime			pm			
SUNDAY __/__/__	Breakfast			am			
	Lunch			am			
	Dinner			pm			
	Bedtime			pm			

Week							Weight	

BLOOD SUGAR

BLOOD PRESSURE

Date	Meal	Before	After	Time	Systolic	Diastolic	Heart Rate
MONDAY ___/___/___	Breakfast			am			
	Lunch			am			
	Dinner			pm			
	Bedtime			pm			
TUESDAY ___/___/___	Breakfast			am			
	Lunch			am			
	Dinner			pm			
	Bedtime			pm			
WEDNESDAY ___/___/___	Breakfast			am			
	Lunch			am			
	Dinner			pm			
	Bedtime			pm			
THURSDAY ___/___/___	Breakfast			am			
	Lunch			am			
	Dinner			pm			
	Bedtime			pm			
FRIDAY ___/___/___	Breakfast			am			
	Lunch			am			
	Dinner			pm			
	Bedtime			pm			
SATURDAY ___/___/___	Breakfast			am			
	Lunch			am			
	Dinner			pm			
	Bedtime			pm			
SUNDAY ___/___/___	Breakfast			am			
	Lunch			am			
	Dinner			pm			
	Bedtime			pm			

Week						Weight		

BLOOD SUGAR
BLOOD PRESSURE

Date	Meal	Before	After	Time	Systolic	Diastolic	Heart Rate
MONDAY ___/___/___	Breakfast			am			
	Lunch			am			
	Dinner			pm			
	Bedtime			pm			
TUESDAY ___/___/___	Breakfast			am			
	Lunch			am			
	Dinner			pm			
	Bedtime			pm			
WEDNESDAY ___/___/___	Breakfast			am			
	Lunch			am			
	Dinner			pm			
	Bedtime			pm			
THURSDAY ___/___/___	Breakfast			am			
	Lunch			am			
	Dinner			pm			
	Bedtime			pm			
FRIDAY ___/___/___	Breakfast			am			
	Lunch			am			
	Dinner			pm			
	Bedtime			pm			
SATURDAY ___/___/___	Breakfast			am			
	Lunch			am			
	Dinner			pm			
	Bedtime			pm			
SUNDAY ___/___/___	Breakfast			am			
	Lunch			am			
	Dinner			pm			
	Bedtime			pm			

Week		Weight	

BLOOD SUGAR   BLOOD PRESSURE

Date	Meal	Before	After	Time	Systolic	Diastolic	Heart Rate
MONDAY __/__/__	Breakfast			am			
	Lunch			am			
	Dinner			pm			
	Bedtime			pm			
TUESDAY __/__/__	Breakfast			am			
	Lunch			am			
	Dinner			pm			
	Bedtime			pm			
WEDNESDAY __/__/__	Breakfast			am			
	Lunch			am			
	Dinner			pm			
	Bedtime			pm			
THURSDAY __/__/__	Breakfast			am			
	Lunch			am			
	Dinner			pm			
	Bedtime			pm			
FRIDAY __/__/__	Breakfast			am			
	Lunch			am			
	Dinner			pm			
	Bedtime			pm			
SATURDAY __/__/__	Breakfast			am			
	Lunch			am			
	Dinner			pm			
	Bedtime			pm			
SUNDAY __/__/__	Breakfast			am			
	Lunch			am			
	Dinner			pm			
	Bedtime			pm			

Week		Weight	

		BLOOD SUGAR			**BLOOD PRESSURE**		
Date	Meal	Before	After	Time	Systolic	Diastolic	Heart Rate
MONDAY __/__/__	Breakfast			am			
	Lunch			am			
	Dinner			pm			
	Bedtime			pm			
TUESDAY __/__/__	Breakfast			am			
	Lunch			am			
	Dinner			pm			
	Bedtime			pm			
WEDNESDAY __/__/__	Breakfast			am			
	Lunch			am			
	Dinner			pm			
	Bedtime			pm			
THURSDAY __/__/__	Breakfast			am			
	Lunch			am			
	Dinner			pm			
	Bedtime			pm			
FRIDAY __/__/__	Breakfast			am			
	Lunch			am			
	Dinner			pm			
	Bedtime			pm			
SATURDAY __/__/__	Breakfast			am			
	Lunch			am			
	Dinner			pm			
	Bedtime			pm			
SUNDAY __/__/__	Breakfast			am			
	Lunch			am			
	Dinner			pm			
	Bedtime			pm			

| Week | | Weight | |

BLOOD SUGAR

BLOOD PRESSURE

Date	Meal	Before	After	Time	Systolic	Diastolic	Heart Rate
MONDAY ___/___/___	Breakfast			am			
	Lunch			am			
	Dinner			pm			
	Bedtime			pm			
TUESDAY ___/___/___	Breakfast			am			
	Lunch			am			
	Dinner			pm			
	Bedtime			pm			
WEDNESDAY ___/___/___	Breakfast			am			
	Lunch			am			
	Dinner			pm			
	Bedtime			pm			
THURSDAY ___/___/___	Breakfast			am			
	Lunch			am			
	Dinner			pm			
	Bedtime			pm			
FRIDAY ___/___/___	Breakfast			am			
	Lunch			am			
	Dinner			pm			
	Bedtime			pm			
SATURDAY ___/___/___	Breakfast			am			
	Lunch			am			
	Dinner			pm			
	Bedtime			pm			
SUNDAY ___/___/___	Breakfast			am			
	Lunch			am			
	Dinner			pm			
	Bedtime			pm			

Week					Weight			

BLOOD SUGAR · BLOOD PRESSURE

Date	Meal	Before	After	Time	Systolic	Diastolic	Heart Rate
MONDAY ___/___/___	Breakfast			am			
	Lunch			am			
	Dinner			pm			
	Bedtime			pm			
TUESDAY ___/___/___	Breakfast			am			
	Lunch			am			
	Dinner			pm			
	Bedtime			pm			
WEDNESDAY ___/___/___	Breakfast			am			
	Lunch			am			
	Dinner			pm			
	Bedtime			pm			
THURSDAY ___/___/___	Breakfast			am			
	Lunch			am			
	Dinner			pm			
	Bedtime			pm			
FRIDAY ___/___/___	Breakfast			am			
	Lunch			am			
	Dinner			pm			
	Bedtime			pm			
SATURDAY ___/___/___	Breakfast			am			
	Lunch			am			
	Dinner			pm			
	Bedtime			pm			
SUNDAY ___/___/___	Breakfast			am			
	Lunch			am			
	Dinner			pm			
	Bedtime			pm			

Week					Weight			

BLOOD SUGAR　　　　BLOOD PRESSURE

Date	Meal	Before	After	Time	Systolic	Diastolic	Heart Rate
MONDAY __/__/__	Breakfast			am			
	Lunch			am			
	Dinner			pm			
	Bedtime			pm			
TUESDAY __/__/__	Breakfast			am			
	Lunch			am			
	Dinner			pm			
	Bedtime			pm			
WEDNESDAY __/__/__	Breakfast			am			
	Lunch			am			
	Dinner			pm			
	Bedtime			pm			
THURSDAY __/__/__	Breakfast			am			
	Lunch			am			
	Dinner			pm			
	Bedtime			pm			
FRIDAY __/__/__	Breakfast			am			
	Lunch			am			
	Dinner			pm			
	Bedtime			pm			
SATURDAY __/__/__	Breakfast			am			
	Lunch			am			
	Dinner			pm			
	Bedtime			pm			
SUNDAY __/__/__	Breakfast			am			
	Lunch			am			
	Dinner			pm			
	Bedtime			pm			

Week		Weight	

BLOOD SUGAR

BLOOD PRESSURE

Date	Meal	Before	After	Time	Systolic	Diastolic	Heart Rate
MONDAY ___/___/___	Breakfast			am			
	Lunch			am			
	Dinner			pm			
	Bedtime			pm			
TUESDAY ___/___/___	Breakfast			am			
	Lunch			am			
	Dinner			pm			
	Bedtime			pm			
WEDNESDAY ___/___/___	Breakfast			am			
	Lunch			am			
	Dinner			pm			
	Bedtime			pm			
THURSDAY ___/___/___	Breakfast			am			
	Lunch			am			
	Dinner			pm			
	Bedtime			pm			
FRIDAY ___/___/___	Breakfast			am			
	Lunch			am			
	Dinner			pm			
	Bedtime			pm			
SATURDAY ___/___/___	Breakfast			am			
	Lunch			am			
	Dinner			pm			
	Bedtime			pm			
SUNDAY ___/___/___	Breakfast			am			
	Lunch			am			
	Dinner			pm			
	Bedtime			pm			

Week		Weight	

	BLOOD SUGAR			BLOOD PRESSURE			
Date	Meal	Before	After	Time	Systolic	Diastolic	Heart Rate
MONDAY ___/___/___	Breakfast			am			
	Lunch			am			
	Dinner			pm			
	Bedtime			pm			
TUESDAY ___/___/___	Breakfast			am			
	Lunch			am			
	Dinner			pm			
	Bedtime			pm			
WEDNESDAY ___/___/___	Breakfast			am			
	Lunch			am			
	Dinner			pm			
	Bedtime			pm			
THURSDAY ___/___/___	Breakfast			am			
	Lunch			am			
	Dinner			pm			
	Bedtime			pm			
FRIDAY ___/___/___	Breakfast			am			
	Lunch			am			
	Dinner			pm			
	Bedtime			pm			
SATURDAY ___/___/___	Breakfast			am			
	Lunch			am			
	Dinner			pm			
	Bedtime			pm			
SUNDAY ___/___/___	Breakfast			am			
	Lunch			am			
	Dinner			pm			
	Bedtime			pm			

Week		Weight

BLOOD SUGAR

BLOOD PRESSURE

Date	Meal	Before	After	Time	Systolic	Diastolic	Heart Rate
MONDAY __/__/__	Breakfast			am			
	Lunch			am			
	Dinner			pm			
	Bedtime			pm			
TUESDAY __/__/__	Breakfast			am			
	Lunch			am			
	Dinner			pm			
	Bedtime			pm			
WEDNESDAY __/__/__	Breakfast			am			
	Lunch			am			
	Dinner			pm			
	Bedtime			pm			
THURSDAY __/__/__	Breakfast			am			
	Lunch			am			
	Dinner			pm			
	Bedtime			pm			
FRIDAY __/__/__	Breakfast			am			
	Lunch			am			
	Dinner			pm			
	Bedtime			pm			
SATURDAY __/__/__	Breakfast			am			
	Lunch			am			
	Dinner			pm			
	Bedtime			pm			
SUNDAY __/__/__	Breakfast			am			
	Lunch			am			
	Dinner			pm			
	Bedtime			pm			

Week				Weight			

BLOOD SUGAR | BLOOD PRESSURE

Date	Meal	Before	After	Time	Systolic	Diastolic	Heart Rate
MONDAY ___/___/___	Breakfast			am			
	Lunch			am			
	Dinner			pm			
	Bedtime			pm			
TUESDAY ___/___/___	Breakfast			am			
	Lunch			am			
	Dinner			pm			
	Bedtime			pm			
WEDNESDAY ___/___/___	Breakfast			am			
	Lunch			am			
	Dinner			pm			
	Bedtime			pm			
THURSDAY ___/___/___	Breakfast			am			
	Lunch			am			
	Dinner			pm			
	Bedtime			pm			
FRIDAY ___/___/___	Breakfast			am			
	Lunch			am			
	Dinner			pm			
	Bedtime			pm			
SATURDAY ___/___/___	Breakfast			am			
	Lunch			am			
	Dinner			pm			
	Bedtime			pm			
SUNDAY ___/___/___	Breakfast			am			
	Lunch			am			
	Dinner			pm			
	Bedtime			pm			

Week		Weight	

		BLOOD SUGAR			**BLOOD PRESSURE**			
Date	Meal	Before	After	Time	Systolic	Diastolic	Heart Rate
MONDAY ___/___/___	Breakfast			am			
	Lunch			am			
	Dinner			pm			
	Bedtime			pm			
TUESDAY ___/___/___	Breakfast			am			
	Lunch			am			
	Dinner			pm			
	Bedtime			pm			
WEDNESDAY ___/___/___	Breakfast			am			
	Lunch			am			
	Dinner			pm			
	Bedtime			pm			
THURSDAY ___/___/___	Breakfast			am			
	Lunch			am			
	Dinner			pm			
	Bedtime			pm			
FRIDAY ___/___/___	Breakfast			am			
	Lunch			am			
	Dinner			pm			
	Bedtime			pm			
SATURDAY ___/___/___	Breakfast			am			
	Lunch			am			
	Dinner			pm			
	Bedtime			pm			
SUNDAY ___/___/___	Breakfast			am			
	Lunch			am			
	Dinner			pm			
	Bedtime			pm			

Week					Weight			

BLOOD SUGAR | BLOOD PRESSURE

Date	Meal	Before	After	Time		Systolic	Diastolic	Heart Rate
MONDAY __/__/__	Breakfast			am				
	Lunch			am				
	Dinner			pm				
	Bedtime			pm				
TUESDAY __/__/__	Breakfast			am				
	Lunch			am				
	Dinner			pm				
	Bedtime			pm				
WEDNESDAY __/__/__	Breakfast			am				
	Lunch			am				
	Dinner			pm				
	Bedtime			pm				
THURSDAY __/__/__	Breakfast			am				
	Lunch			am				
	Dinner			pm				
	Bedtime			pm				
FRIDAY __/__/__	Breakfast			am				
	Lunch			am				
	Dinner			pm				
	Bedtime			pm				
SATURDAY __/__/__	Breakfast			am				
	Lunch			am				
	Dinner			pm				
	Bedtime			pm				
SUNDAY __/__/__	Breakfast			am				
	Lunch			am				
	Dinner			pm				
	Bedtime			pm				

Week					Weight			

		BLOOD SUGAR				BLOOD PRESSURE		
Date	Meal	Before	After		Time	Systolic	Diastolic	Heart Rate
MONDAY __ / __ / __	Breakfast				am			
	Lunch				am			
	Dinner				pm			
	Bedtime				pm			
TUESDAY __ / __ / __	Breakfast				am			
	Lunch				am			
	Dinner				pm			
	Bedtime				pm			
WEDNESDAY __ / __ / __	Breakfast				am			
	Lunch				am			
	Dinner				pm			
	Bedtime				pm			
THURSDAY __ / __ / __	Breakfast				am			
	Lunch				am			
	Dinner				pm			
	Bedtime				pm			
FRIDAY __ / __ / __	Breakfast				am			
	Lunch				am			
	Dinner				pm			
	Bedtime				pm			
SATURDAY __ / __ / __	Breakfast				am			
	Lunch				am			
	Dinner				pm			
	Bedtime				pm			
SUNDAY __ / __ / __	Breakfast				am			
	Lunch				am			
	Dinner				pm			
	Bedtime				pm			

Week						Weight		

BLOOD SUGAR

BLOOD PRESSURE

Date	Meal	Before	After	Time	Systolic	Diastolic	Heart Rate
MONDAY ___ / ___ / ___	Breakfast			am			
	Lunch			am			
	Dinner			pm			
	Bedtime			pm			
TUESDAY ___ / ___ / ___	Breakfast			am			
	Lunch			am			
	Dinner			pm			
	Bedtime			pm			
WEDNESDAY ___ / ___ / ___	Breakfast			am			
	Lunch			am			
	Dinner			pm			
	Bedtime			pm			
THURSDAY ___ / ___ / ___	Breakfast			am			
	Lunch			am			
	Dinner			pm			
	Bedtime			pm			
FRIDAY ___ / ___ / ___	Breakfast			am			
	Lunch			am			
	Dinner			pm			
	Bedtime			pm			
SATURDAY ___ / ___ / ___	Breakfast			am			
	Lunch			am			
	Dinner			pm			
	Bedtime			pm			
SUNDAY ___ / ___ / ___	Breakfast			am			
	Lunch			am			
	Dinner			pm			
	Bedtime			pm			

Week								Weight	

BLOOD SUGAR

BLOOD PRESSURE

Date	Meal	Before	After	Time	Systolic	Diastolic	Heart Rate
MONDAY __/__/__	Breakfast			am			
	Lunch			am			
	Dinner			pm			
	Bedtime			pm			
TUESDAY __/__/__	Breakfast			am			
	Lunch			am			
	Dinner			pm			
	Bedtime			pm			
WEDNESDAY __/__/__	Breakfast			am			
	Lunch			am			
	Dinner			pm			
	Bedtime			pm			
THURSDAY __/__/__	Breakfast			am			
	Lunch			am			
	Dinner			pm			
	Bedtime			pm			
FRIDAY __/__/__	Breakfast			am			
	Lunch			am			
	Dinner			pm			
	Bedtime			pm			
SATURDAY __/__/__	Breakfast			am			
	Lunch			am			
	Dinner			pm			
	Bedtime			pm			
SUNDAY __/__/__	Breakfast			am			
	Lunch			am			
	Dinner			pm			
	Bedtime			pm			

				Weight			

BLOOD SUGAR

BLOOD PRESSURE

Date	Meal	Before	After	Time	Systolic	Diastolic	Heart Rate
MONDAY __ / __ / __	Breakfast			am			
	Lunch			am			
	Dinner			pm			
	Bedtime			pm			
TUESDAY __ / __ / __	Breakfast			am			
	Lunch			am			
	Dinner			pm			
	Bedtime			pm			
WEDNESDAY __ / __ / __	Breakfast			am			
	Lunch			am			
	Dinner			pm			
	Bedtime			pm			
THURSDAY __ / __ / __	Breakfast			am			
	Lunch			am			
	Dinner			pm			
	Bedtime			pm			
FRIDAY __ / __ / __	Breakfast			am			
	Lunch			am			
	Dinner			pm			
	Bedtime			pm			
SATURDAY __ / __ / __	Breakfast			am			
	Lunch			am			
	Dinner			pm			
	Bedtime			pm			
SUNDAY __ / __ / __	Breakfast			am			
	Lunch			am			
	Dinner			pm			
	Bedtime			pm			

Week [   ]   Weight [   ]

		BLOOD SUGAR			BLOOD PRESSURE		
Date	Meal	Before	After	Time	Systolic	Diastolic	Heart Rate
MONDAY __/__/__	Breakfast			am			
	Lunch			am			
	Dinner			pm			
	Bedtime			pm			
TUESDAY __/__/__	Breakfast			am			
	Lunch			am			
	Dinner			pm			
	Bedtime			pm			
WEDNESDAY __/__/__	Breakfast			am			
	Lunch			am			
	Dinner			pm			
	Bedtime			pm			
THURSDAY __/__/__	Breakfast			am			
	Lunch			am			
	Dinner			pm			
	Bedtime			pm			
FRIDAY __/__/__	Breakfast			am			
	Lunch			am			
	Dinner			pm			
	Bedtime			pm			
SATURDAY __/__/__	Breakfast			am			
	Lunch			am			
	Dinner			pm			
	Bedtime			pm			
SUNDAY __/__/__	Breakfast			am			
	Lunch			am			
	Dinner			pm			
	Bedtime			pm			

	Weight

BLOOD SUGAR

BLOOD PRESSURE

Date	Meal	Before	After	Time	Systolic	Diastolic	Heart Rate
MONDAY ___ / ___ / ___	Breakfast			am			
	Lunch			am			
	Dinner			pm			
	Bedtime			pm			
TUESDAY ___ / ___ / ___	Breakfast			am			
	Lunch			am			
	Dinner			pm			
	Bedtime			pm			
WEDNESDAY ___ / ___ / ___	Breakfast			am			
	Lunch			am			
	Dinner			pm			
	Bedtime			pm			
THURSDAY ___ / ___ / ___	Breakfast			am			
	Lunch			am			
	Dinner			pm			
	Bedtime			pm			
FRIDAY ___ / ___ / ___	Breakfast			am			
	Lunch			am			
	Dinner			pm			
	Bedtime			pm			
SATURDAY ___ / ___ / ___	Breakfast			am			
	Lunch			am			
	Dinner			pm			
	Bedtime			pm			
SUNDAY ___ / ___ / ___	Breakfast			am			
	Lunch			am			
	Dinner			pm			
	Bedtime			pm			

Week					Weight			

	BLOOD SUGAR				BLOOD PRESSURE			
Date	Meal	Before	After		Time	Systolic	Diastolic	Heart Rate
MONDAY __ / __ / __	Breakfast				am			
	Lunch				am			
	Dinner				pm			
	Bedtime				pm			
TUESDAY __ / __ / __	Breakfast				am			
	Lunch				am			
	Dinner				pm			
	Bedtime				pm			
WEDNESDAY __ / __ / __	Breakfast				am			
	Lunch				am			
	Dinner				pm			
	Bedtime				pm			
THURSDAY __ / __ / __	Breakfast				am			
	Lunch				am			
	Dinner				pm			
	Bedtime				pm			
FRIDAY __ / __ / __	Breakfast				am			
	Lunch				am			
	Dinner				pm			
	Bedtime				pm			
SATURDAY __ / __ / __	Breakfast				am			
	Lunch				am			
	Dinner				pm			
	Bedtime				pm			
SUNDAY __ / __ / __	Breakfast				am			
	Lunch				am			
	Dinner				pm			
	Bedtime				pm			

Week								Weight

BLOOD SUGAR

BLOOD PRESSURE

Date	Meal	Before	After	Time		Systolic	Diastolic	Heart Rate
MONDAY __/__/__	Breakfast			am				
	Lunch			am				
	Dinner			pm				
	Bedtime			pm				
TUESDAY __/__/__	Breakfast			am				
	Lunch			am				
	Dinner			pm				
	Bedtime			pm				
WEDNESDAY __/__/__	Breakfast			am				
	Lunch			am				
	Dinner			pm				
	Bedtime			pm				
THURSDAY __/__/__	Breakfast			am				
	Lunch			am				
	Dinner			pm				
	Bedtime			pm				
FRIDAY __/__/__	Breakfast			am				
	Lunch			am				
	Dinner			pm				
	Bedtime			pm				
SATURDAY __/__/__	Breakfast			am				
	Lunch			am				
	Dinner			pm				
	Bedtime			pm				
SUNDAY __/__/__	Breakfast			am				
	Lunch			am				
	Dinner			pm				
	Bedtime			pm				

Week		Weight	

BLOOD SUGAR | ## BLOOD PRESSURE

Date	Meal	Before	After	Time	Systolic	Diastolic	Heart Rate
MONDAY ___ / ___ / ___	Breakfast			am			
	Lunch			am			
	Dinner			pm			
	Bedtime			pm			
TUESDAY ___ / ___ / ___	Breakfast			am			
	Lunch			am			
	Dinner			pm			
	Bedtime			pm			
WEDNESDAY ___ / ___ / ___	Breakfast			am			
	Lunch			am			
	Dinner			pm			
	Bedtime			pm			
THURSDAY ___ / ___ / ___	Breakfast			am			
	Lunch			am			
	Dinner			pm			
	Bedtime			pm			
FRIDAY ___ / ___ / ___	Breakfast			am			
	Lunch			am			
	Dinner			pm			
	Bedtime			pm			
SATURDAY ___ / ___ / ___	Breakfast			am			
	Lunch			am			
	Dinner			pm			
	Bedtime			pm			
SUNDAY ___ / ___ / ___	Breakfast			am			
	Lunch			am			
	Dinner			pm			
	Bedtime			pm			

Week					Weight			

	BLOOD SUGAR			**BLOOD PRESSURE**			
Date	Meal	Before	After	Time	Systolic	Diastolic	Heart Rate
MONDAY ___/___/___	Breakfast			am			
	Lunch			am			
	Dinner			pm			
	Bedtime			pm			
TUESDAY ___/___/___	Breakfast			am			
	Lunch			am			
	Dinner			pm			
	Bedtime			pm			
WEDNESDAY ___/___/___	Breakfast			am			
	Lunch			am			
	Dinner			pm			
	Bedtime			pm			
THURSDAY ___/___/___	Breakfast			am			
	Lunch			am			
	Dinner			pm			
	Bedtime			pm			
FRIDAY ___/___/___	Breakfast			am			
	Lunch			am			
	Dinner			pm			
	Bedtime			pm			
SATURDAY ___/___/___	Breakfast			am			
	Lunch			am			
	Dinner			pm			
	Bedtime			pm			
SUNDAY ___/___/___	Breakfast			am			
	Lunch			am			
	Dinner			pm			
	Bedtime			pm			

Week					Weight		

BLOOD SUGAR   BLOOD PRESSURE

Date	Meal	Before	After	Time	Systolic	Diastolic	Heart Rate
MONDAY __/__/__	Breakfast			am			
	Lunch			am			
	Dinner			pm			
	Bedtime			pm			
TUESDAY __/__/__	Breakfast			am			
	Lunch			am			
	Dinner			pm			
	Bedtime			pm			
WEDNESDAY __/__/__	Breakfast			am			
	Lunch			am			
	Dinner			pm			
	Bedtime			pm			
THURSDAY __/__/__	Breakfast			am			
	Lunch			am			
	Dinner			pm			
	Bedtime			pm			
FRIDAY __/__/__	Breakfast			am			
	Lunch			am			
	Dinner			pm			
	Bedtime			pm			
SATURDAY __/__/__	Breakfast			am			
	Lunch			am			
	Dinner			pm			
	Bedtime			pm			
SUNDAY __/__/__	Breakfast			am			
	Lunch			am			
	Dinner			pm			
	Bedtime			pm			

Week				Weight			

	BLOOD SUGAR			**BLOOD PRESSURE**			
Date	Meal	Before	After	Time	Systolic	Diastolic	Heart Rate
MONDAY __/__/__	Breakfast			am			
	Lunch			am			
	Dinner			pm			
	Bedtime			pm			
TUESDAY __/__/__	Breakfast			am			
	Lunch			am			
	Dinner			pm			
	Bedtime			pm			
WEDNESDAY __/__/__	Breakfast			am			
	Lunch			am			
	Dinner			pm			
	Bedtime			pm			
THURSDAY __/__/__	Breakfast			am			
	Lunch			am			
	Dinner			pm			
	Bedtime			pm			
FRIDAY __/__/__	Breakfast			am			
	Lunch			am			
	Dinner			pm			
	Bedtime			pm			
SATURDAY __/__/__	Breakfast			am			
	Lunch			am			
	Dinner			pm			
	Bedtime			pm			
SUNDAY __/__/__	Breakfast			am			
	Lunch			am			
	Dinner			pm			
	Bedtime			pm			

Week								Weight	

		BLOOD SUGAR				**BLOOD PRESSURE**			
Date	Meal	Before	After	Time		Systolic	Diastolic	Heart Rate	
MONDAY ___/___/___	Breakfast			am					
	Lunch			am					
	Dinner			pm					
	Bedtime			pm					
TUESDAY ___/___/___	Breakfast			am					
	Lunch			am					
	Dinner			pm					
	Bedtime			pm					
WEDNESDAY ___/___/___	Breakfast			am					
	Lunch			am					
	Dinner			pm					
	Bedtime			pm					
THURSDAY ___/___/___	Breakfast			am					
	Lunch			am					
	Dinner			pm					
	Bedtime			pm					
FRIDAY ___/___/___	Breakfast			am					
	Lunch			am					
	Dinner			pm					
	Bedtime			pm					
SATURDAY ___/___/___	Breakfast			am					
	Lunch			am					
	Dinner			pm					
	Bedtime			pm					
SUNDAY ___/___/___	Breakfast			am					
	Lunch			am					
	Dinner			pm					
	Bedtime			pm					

Week					Weight			

BLOOD SUGAR | ## BLOOD PRESSURE

Date	Meal	Before	After	Time		Systolic	Diastolic	Heart Rate
MONDAY ___/___/___	Breakfast				am			
	Lunch				am			
	Dinner				pm			
	Bedtime				pm			
TUESDAY ___/___/___	Breakfast				am			
	Lunch				am			
	Dinner				pm			
	Bedtime				pm			
WEDNESDAY ___/___/___	Breakfast				am			
	Lunch				am			
	Dinner				pm			
	Bedtime				pm			
THURSDAY ___/___/___	Breakfast				am			
	Lunch				am			
	Dinner				pm			
	Bedtime				pm			
FRIDAY ___/___/___	Breakfast				am			
	Lunch				am			
	Dinner				pm			
	Bedtime				pm			
SATURDAY ___/___/___	Breakfast				am			
	Lunch				am			
	Dinner				pm			
	Bedtime				pm			
SUNDAY ___/___/___	Breakfast				am			
	Lunch				am			
	Dinner				pm			
	Bedtime				pm			

| Week | | | | | Weight | | | |

BLOOD SUGAR   BLOOD PRESSURE

Date	Meal	Before	After	Time		Systolic	Diastolic	Heart Rate
MONDAY __/__/__	Breakfast				am			
	Lunch				am			
	Dinner				pm			
	Bedtime				pm			
TUESDAY __/__/__	Breakfast				am			
	Lunch				am			
	Dinner				pm			
	Bedtime				pm			
WEDNESDAY __/__/__	Breakfast				am			
	Lunch				am			
	Dinner				pm			
	Bedtime				pm			
THURSDAY __/__/__	Breakfast				am			
	Lunch				am			
	Dinner				pm			
	Bedtime				pm			
FRIDAY __/__/__	Breakfast				am			
	Lunch				am			
	Dinner				pm			
	Bedtime				pm			
SATURDAY __/__/__	Breakfast				am			
	Lunch				am			
	Dinner				pm			
	Bedtime				pm			
SUNDAY __/__/__	Breakfast				am			
	Lunch				am			
	Dinner				pm			
	Bedtime				pm			

Week					Weight		

		BLOOD SUGAR			**BLOOD PRESSURE**		
Date	**Meal**	**Before**	**After**	**Time**	**Systolic**	**Diastolic**	**Heart Rate**
MONDAY __/__/__	Breakfast			am			
	Lunch			am			
	Dinner			pm			
	Bedtime			pm			
TUESDAY __/__/__	Breakfast			am			
	Lunch			am			
	Dinner			pm			
	Bedtime			pm			
WEDNESDAY __/__/__	Breakfast			am			
	Lunch			am			
	Dinner			pm			
	Bedtime			pm			
THURSDAY __/__/__	Breakfast			am			
	Lunch			am			
	Dinner			pm			
	Bedtime			pm			
FRIDAY __/__/__	Breakfast			am			
	Lunch			am			
	Dinner			pm			
	Bedtime			pm			
SATURDAY __/__/__	Breakfast			am			
	Lunch			am			
	Dinner			pm			
	Bedtime			pm			
SUNDAY __/__/__	Breakfast			am			
	Lunch			am			
	Dinner			pm			
	Bedtime			pm			

Week				Weight			

	BLOOD SUGAR			**BLOOD PRESSURE**			
Date	Meal	Before	After	Time	Systolic	Diastolic	Heart Rate
MONDAY __/__/__	Breakfast			am			
	Lunch			am			
	Dinner			pm			
	Bedtime			pm			
TUESDAY __/__/__	Breakfast			am			
	Lunch			am			
	Dinner			pm			
	Bedtime			pm			
WEDNESDAY __/__/__	Breakfast			am			
	Lunch			am			
	Dinner			pm			
	Bedtime			pm			
THURSDAY __/__/__	Breakfast			am			
	Lunch			am			
	Dinner			pm			
	Bedtime			pm			
FRIDAY __/__/__	Breakfast			am			
	Lunch			am			
	Dinner			pm			
	Bedtime			pm			
SATURDAY __/__/__	Breakfast			am			
	Lunch			am			
	Dinner			pm			
	Bedtime			pm			
SUNDAY __/__/__	Breakfast			am			
	Lunch			am			
	Dinner			pm			
	Bedtime			pm			

Week					Weight			

	BLOOD SUGAR				**BLOOD PRESSURE**			
Date	Meal	Before	After	Time	Systolic	Diastolic	Heart Rate
MONDAY __/__/__	Breakfast			am			
	Lunch			am			
	Dinner			pm			
	Bedtime			pm			
TUESDAY __/__/__	Breakfast			am			
	Lunch			am			
	Dinner			pm			
	Bedtime			pm			
WEDNESDAY __/__/__	Breakfast			am			
	Lunch			am			
	Dinner			pm			
	Bedtime			pm			
THURSDAY __/__/__	Breakfast			am			
	Lunch			am			
	Dinner			pm			
	Bedtime			pm			
FRIDAY __/__/__	Breakfast			am			
	Lunch			am			
	Dinner			pm			
	Bedtime			pm			
SATURDAY __/__/__	Breakfast			am			
	Lunch			am			
	Dinner			pm			
	Bedtime			pm			
SUNDAY __/__/__	Breakfast			am			
	Lunch			am			
	Dinner			pm			
	Bedtime			pm			

Week				Weight			

BLOOD SUGAR | | | ## BLOOD PRESSURE

Date	Meal	Before	After	Time	Systolic	Diastolic	Heart Rate
MONDAY __/__/__	Breakfast			am			
	Lunch			am			
	Dinner			pm			
	Bedtime			pm			
TUESDAY __/__/__	Breakfast			am			
	Lunch			am			
	Dinner			pm			
	Bedtime			pm			
WEDNESDAY __/__/__	Breakfast			am			
	Lunch			am			
	Dinner			pm			
	Bedtime			pm			
THURSDAY __/__/__	Breakfast			am			
	Lunch			am			
	Dinner			pm			
	Bedtime			pm			
FRIDAY __/__/__	Breakfast			am			
	Lunch			am			
	Dinner			pm			
	Bedtime			pm			
SATURDAY __/__/__	Breakfast			am			
	Lunch			am			
	Dinner			pm			
	Bedtime			pm			
SUNDAY __/__/__	Breakfast			am			
	Lunch			am			
	Dinner			pm			
	Bedtime			pm			

Week					Weight		

BLOOD SUGAR | BLOOD PRESSURE

Date	Meal	Before	After	Time	Systolic	Diastolic	Heart Rate
MONDAY __/__/__	Breakfast			am			
	Lunch			am			
	Dinner			pm			
	Bedtime			pm			
TUESDAY __/__/__	Breakfast			am			
	Lunch			am			
	Dinner			pm			
	Bedtime			pm			
WEDNESDAY __/__/__	Breakfast			am			
	Lunch			am			
	Dinner			pm			
	Bedtime			pm			
THURSDAY __/__/__	Breakfast			am			
	Lunch			am			
	Dinner			pm			
	Bedtime			pm			
FRIDAY __/__/__	Breakfast			am			
	Lunch			am			
	Dinner			pm			
	Bedtime			pm			
SATURDAY __/__/__	Breakfast			am			
	Lunch			am			
	Dinner			pm			
	Bedtime			pm			
SUNDAY __/__/__	Breakfast			am			
	Lunch			am			
	Dinner			pm			
	Bedtime			pm			

Week					Weight		

BLOOD SUGAR BLOOD PRESSURE

Date	Meal	Before	After	Time		Systolic	Diastolic	Heart Rate
MONDAY ___/___/___	Breakfast				am			
	Lunch				am			
	Dinner				pm			
	Bedtime				pm			
TUESDAY ___/___/___	Breakfast				am			
	Lunch				am			
	Dinner				pm			
	Bedtime				pm			
WEDNESDAY ___/___/___	Breakfast				am			
	Lunch				am			
	Dinner				pm			
	Bedtime				pm			
THURSDAY ___/___/___	Breakfast				am			
	Lunch				am			
	Dinner				pm			
	Bedtime				pm			
FRIDAY ___/___/___	Breakfast				am			
	Lunch				am			
	Dinner				pm			
	Bedtime				pm			
SATURDAY ___/___/___	Breakfast				am			
	Lunch				am			
	Dinner				pm			
	Bedtime				pm			
SUNDAY ___/___/___	Breakfast				am			
	Lunch				am			
	Dinner				pm			
	Bedtime				pm			

Week		Weight	

BLOOD SUGAR				BLOOD PRESSURE			
Date	Meal	Before	After	Time	Systolic	Diastolic	Heart Rate
MONDAY ___/___/___	Breakfast			am			
	Lunch			am			
	Dinner			pm			
	Bedtime			pm			
TUESDAY ___/___/___	Breakfast			am			
	Lunch			am			
	Dinner			pm			
	Bedtime			pm			
WEDNESDAY ___/___/___	Breakfast			am			
	Lunch			am			
	Dinner			pm			
	Bedtime			pm			
THURSDAY ___/___/___	Breakfast			am			
	Lunch			am			
	Dinner			pm			
	Bedtime			pm			
FRIDAY ___/___/___	Breakfast			am			
	Lunch			am			
	Dinner			pm			
	Bedtime			pm			
SATURDAY ___/___/___	Breakfast			am			
	Lunch			am			
	Dinner			pm			
	Bedtime			pm			
SUNDAY ___/___/___	Breakfast			am			
	Lunch			am			
	Dinner			pm			
	Bedtime			pm			

| Week | | | | Weight | | | |

	BLOOD SUGAR			BLOOD PRESSURE			
Date	Meal	Before	After	Time	Systolic	Diastolic	Heart Rate
MONDAY ___/___/___	Breakfast			am			
	Lunch			am			
	Dinner			pm			
	Bedtime			pm			
TUESDAY ___/___/___	Breakfast			am			
	Lunch			am			
	Dinner			pm			
	Bedtime			pm			
WEDNESDAY ___/___/___	Breakfast			am			
	Lunch			am			
	Dinner			pm			
	Bedtime			pm			
THURSDAY ___/___/___	Breakfast			am			
	Lunch			am			
	Dinner			pm			
	Bedtime			pm			
FRIDAY ___/___/___	Breakfast			am			
	Lunch			am			
	Dinner			pm			
	Bedtime			pm			
SATURDAY ___/___/___	Breakfast			am			
	Lunch			am			
	Dinner			pm			
	Bedtime			pm			
SUNDAY ___/___/___	Breakfast			am			
	Lunch			am			
	Dinner			pm			
	Bedtime			pm			

Week					Weight			

	BLOOD SUGAR				**BLOOD PRESSURE**			
Date	Meal	Before	After		Time	Systolic	Diastolic	Heart Rate
MONDAY ___/___/___	Breakfast				am			
	Lunch				am			
	Dinner				pm			
	Bedtime				pm			
TUESDAY ___/___/___	Breakfast				am			
	Lunch				am			
	Dinner				pm			
	Bedtime				pm			
WEDNESDAY ___/___/___	Breakfast				am			
	Lunch				am			
	Dinner				pm			
	Bedtime				pm			
THURSDAY ___/___/___	Breakfast				am			
	Lunch				am			
	Dinner				pm			
	Bedtime				pm			
FRIDAY ___/___/___	Breakfast				am			
	Lunch				am			
	Dinner				pm			
	Bedtime				pm			
SATURDAY ___/___/___	Breakfast				am			
	Lunch				am			
	Dinner				pm			
	Bedtime				pm			
SUNDAY ___/___/___	Breakfast				am			
	Lunch				am			
	Dinner				pm			
	Bedtime				pm			

| Week | | | | Weight | | | |

BLOOD SUGAR   BLOOD PRESSURE

Date	Meal	Before	After	Time		Systolic	Diastolic	Heart Rate
MONDAY ___/___/___	Breakfast				am			
	Lunch				am			
	Dinner				pm			
	Bedtime				pm			
TUESDAY ___/___/___	Breakfast				am			
	Lunch				am			
	Dinner				pm			
	Bedtime				pm			
WEDNESDAY ___/___/___	Breakfast				am			
	Lunch				am			
	Dinner				pm			
	Bedtime				pm			
THURSDAY ___/___/___	Breakfast				am			
	Lunch				am			
	Dinner				pm			
	Bedtime				pm			
FRIDAY ___/___/___	Breakfast				am			
	Lunch				am			
	Dinner				pm			
	Bedtime				pm			
SATURDAY ___/___/___	Breakfast				am			
	Lunch				am			
	Dinner				pm			
	Bedtime				pm			
SUNDAY ___/___/___	Breakfast				am			
	Lunch				am			
	Dinner				pm			
	Bedtime				pm			

Week						Weight		

BLOOD SUGAR | BLOOD PRESSURE

Date	Meal	Before	After	Time	Systolic	Diastolic	Heart Rate
MONDAY __/__/__	Breakfast			am			
	Lunch			am			
	Dinner			pm			
	Bedtime			pm			
TUESDAY __/__/__	Breakfast			am			
	Lunch			am			
	Dinner			pm			
	Bedtime			pm			
WEDNESDAY __/__/__	Breakfast			am			
	Lunch			am			
	Dinner			pm			
	Bedtime			pm			
THURSDAY __/__/__	Breakfast			am			
	Lunch			am			
	Dinner			pm			
	Bedtime			pm			
FRIDAY __/__/__	Breakfast			am			
	Lunch			am			
	Dinner			pm			
	Bedtime			pm			
SATURDAY __/__/__	Breakfast			am			
	Lunch			am			
	Dinner			pm			
	Bedtime			pm			
SUNDAY __/__/__	Breakfast			am			
	Lunch			am			
	Dinner			pm			
	Bedtime			pm			

| Week | | | | | Weight | | | |

BLOOD SUGAR   ## BLOOD PRESSURE

Date	Meal	Before	After	Time	Systolic	Diastolic	Heart Rate
MONDAY __ / __ / __	Breakfast			am			
	Lunch			am			
	Dinner			pm			
	Bedtime			pm			
TUESDAY __ / __ / __	Breakfast			am			
	Lunch			am			
	Dinner			pm			
	Bedtime			pm			
WEDNESDAY __ / __ / __	Breakfast			am			
	Lunch			am			
	Dinner			pm			
	Bedtime			pm			
THURSDAY __ / __ / __	Breakfast			am			
	Lunch			am			
	Dinner			pm			
	Bedtime			pm			
FRIDAY __ / __ / __	Breakfast			am			
	Lunch			am			
	Dinner			pm			
	Bedtime			pm			
SATURDAY __ / __ / __	Breakfast			am			
	Lunch			am			
	Dinner			pm			
	Bedtime			pm			
SUNDAY __ / __ / __	Breakfast			am			
	Lunch			am			
	Dinner			pm			
	Bedtime			pm			

Week							Weight	

BLOOD SUGAR

BLOOD PRESSURE

Date	Meal	Before	After	Time	Systolic	Diastolic	Heart Rate
MONDAY __/__/__	Breakfast			am			
	Lunch			am			
	Dinner			pm			
	Bedtime			pm			
TUESDAY __/__/__	Breakfast			am			
	Lunch			am			
	Dinner			pm			
	Bedtime			pm			
WEDNESDAY __/__/__	Breakfast			am			
	Lunch			am			
	Dinner			pm			
	Bedtime			pm			
THURSDAY __/__/__	Breakfast			am			
	Lunch			am			
	Dinner			pm			
	Bedtime			pm			
FRIDAY __/__/__	Breakfast			am			
	Lunch			am			
	Dinner			pm			
	Bedtime			pm			
SATURDAY __/__/__	Breakfast			am			
	Lunch			am			
	Dinner			pm			
	Bedtime			pm			
SUNDAY __/__/__	Breakfast			am			
	Lunch			am			
	Dinner			pm			
	Bedtime			pm			

| Week | | | | | Weight | | | |

	BLOOD SUGAR				**BLOOD PRESSURE**			
Date	Meal	Before	After	Time		Systolic	Diastolic	Heart Rate
MONDAY ___/___/___	Breakfast			am				
	Lunch			am				
	Dinner			pm				
	Bedtime			pm				
TUESDAY ___/___/___	Breakfast			am				
	Lunch			am				
	Dinner			pm				
	Bedtime			pm				
WEDNESDAY ___/___/___	Breakfast			am				
	Lunch			am				
	Dinner			pm				
	Bedtime			pm				
THURSDAY ___/___/___	Breakfast			am				
	Lunch			am				
	Dinner			pm				
	Bedtime			pm				
FRIDAY ___/___/___	Breakfast			am				
	Lunch			am				
	Dinner			pm				
	Bedtime			pm				
SATURDAY ___/___/___	Breakfast			am				
	Lunch			am				
	Dinner			pm				
	Bedtime			pm				
SUNDAY ___/___/___	Breakfast			am				
	Lunch			am				
	Dinner			pm				
	Bedtime			pm				

Week		Weight	

	BLOOD SUGAR			BLOOD PRESSURE			
Date	Meal	Before	After	Time	Systolic	Diastolic	Heart Rate
MONDAY __/__/__	Breakfast			am			
	Lunch			am			
	Dinner			pm			
	Bedtime			pm			
TUESDAY __/__/__	Breakfast			am			
	Lunch			am			
	Dinner			pm			
	Bedtime			pm			
WEDNESDAY __/__/__	Breakfast			am			
	Lunch			am			
	Dinner			pm			
	Bedtime			pm			
THURSDAY __/__/__	Breakfast			am			
	Lunch			am			
	Dinner			pm			
	Bedtime			pm			
FRIDAY __/__/__	Breakfast			am			
	Lunch			am			
	Dinner			pm			
	Bedtime			pm			
SATURDAY __/__/__	Breakfast			am			
	Lunch			am			
	Dinner			pm			
	Bedtime			pm			
SUNDAY __/__/__	Breakfast			am			
	Lunch			am			
	Dinner			pm			
	Bedtime			pm			

Week		Weight	

BLOOD SUGAR

BLOOD PRESSURE

Date	Meal	Before	After	Time		Systolic	Diastolic	Heart Rate
MONDAY ___ / ___ / ___	Breakfast				am			
	Lunch				am			
	Dinner				pm			
	Bedtime				pm			
TUESDAY ___ / ___ / ___	Breakfast				am			
	Lunch				am			
	Dinner				pm			
	Bedtime				pm			
WEDNESDAY ___ / ___ / ___	Breakfast				am			
	Lunch				am			
	Dinner				pm			
	Bedtime				pm			
THURSDAY ___ / ___ / ___	Breakfast				am			
	Lunch				am			
	Dinner				pm			
	Bedtime				pm			
FRIDAY ___ / ___ / ___	Breakfast				am			
	Lunch				am			
	Dinner				pm			
	Bedtime				pm			
SATURDAY ___ / ___ / ___	Breakfast				am			
	Lunch				am			
	Dinner				pm			
	Bedtime				pm			
SUNDAY ___ / ___ / ___	Breakfast				am			
	Lunch				am			
	Dinner				pm			
	Bedtime				pm			

Week				Weight			

	BLOOD SUGAR			**BLOOD PRESSURE**			
Date	Meal	Before	After	Time	Systolic	Diastolic	Heart Rate
MONDAY ___/___/___	Breakfast			am			
	Lunch			am			
	Dinner			pm			
	Bedtime			pm			
TUESDAY ___/___/___	Breakfast			am			
	Lunch			am			
	Dinner			pm			
	Bedtime			pm			
WEDNESDAY ___/___/___	Breakfast			am			
	Lunch			am			
	Dinner			pm			
	Bedtime			pm			
THURSDAY ___/___/___	Breakfast			am			
	Lunch			am			
	Dinner			pm			
	Bedtime			pm			
FRIDAY ___/___/___	Breakfast			am			
	Lunch			am			
	Dinner			pm			
	Bedtime			pm			
SATURDAY ___/___/___	Breakfast			am			
	Lunch			am			
	Dinner			pm			
	Bedtime			pm			
SUNDAY ___/___/___	Breakfast			am			
	Lunch			am			
	Dinner			pm			
	Bedtime			pm			

Week		Weight	

BLOOD SUGAR				BLOOD PRESSURE			
Date	Meal	Before	After	Time	Systolic	Diastolic	Heart Rate
MONDAY ___/___/___	Breakfast			am			
	Lunch			am			
	Dinner			pm			
	Bedtime			pm			
TUESDAY ___/___/___	Breakfast			am			
	Lunch			am			
	Dinner			pm			
	Bedtime			pm			
WEDNESDAY ___/___/___	Breakfast			am			
	Lunch			am			
	Dinner			pm			
	Bedtime			pm			
THURSDAY ___/___/___	Breakfast			am			
	Lunch			am			
	Dinner			pm			
	Bedtime			pm			
FRIDAY ___/___/___	Breakfast			am			
	Lunch			am			
	Dinner			pm			
	Bedtime			pm			
SATURDAY ___/___/___	Breakfast			am			
	Lunch			am			
	Dinner			pm			
	Bedtime			pm			
SUNDAY ___/___/___	Breakfast			am			
	Lunch			am			
	Dinner			pm			
	Bedtime			pm			

Week					Weight			

BLOOD SUGAR / BLOOD PRESSURE

Date	Meal	Before	After	Time	Systolic	Diastolic	Heart Rate
MONDAY __/__/__	Breakfast			am			
	Lunch			am			
	Dinner			pm			
	Bedtime			pm			
TUESDAY __/__/__	Breakfast			am			
	Lunch			am			
	Dinner			pm			
	Bedtime			pm			
WEDNESDAY __/__/__	Breakfast			am			
	Lunch			am			
	Dinner			pm			
	Bedtime			pm			
THURSDAY __/__/__	Breakfast			am			
	Lunch			am			
	Dinner			pm			
	Bedtime			pm			
FRIDAY __/__/__	Breakfast			am			
	Lunch			am			
	Dinner			pm			
	Bedtime			pm			
SATURDAY __/__/__	Breakfast			am			
	Lunch			am			
	Dinner			pm			
	Bedtime			pm			
SUNDAY __/__/__	Breakfast			am			
	Lunch			am			
	Dinner			pm			
	Bedtime			pm			

Week		Weight	

BLOOD SUGAR

BLOOD PRESSURE

Date	Meal	Before	After	Time	Systolic	Diastolic	Heart Rate
MONDAY __/__/__	Breakfast			am			
	Lunch			am			
	Dinner			pm			
	Bedtime			pm			
TUESDAY __/__/__	Breakfast			am			
	Lunch			am			
	Dinner			pm			
	Bedtime			pm			
WEDNESDAY __/__/__	Breakfast			am			
	Lunch			am			
	Dinner			pm			
	Bedtime			pm			
THURSDAY __/__/__	Breakfast			am			
	Lunch			am			
	Dinner			pm			
	Bedtime			pm			
FRIDAY __/__/__	Breakfast			am			
	Lunch			am			
	Dinner			pm			
	Bedtime			pm			
SATURDAY __/__/__	Breakfast			am			
	Lunch			am			
	Dinner			pm			
	Bedtime			pm			
SUNDAY __/__/__	Breakfast			am			
	Lunch			am			
	Dinner			pm			
	Bedtime			pm			

Week						Weight		

BLOOD SUGAR   BLOOD PRESSURE

Date	Meal	Before	After	Time	Systolic	Diastolic	Heart Rate
MONDAY ___/___/___	Breakfast			am			
	Lunch			am			
	Dinner			pm			
	Bedtime			pm			
TUESDAY ___/___/___	Breakfast			am			
	Lunch			am			
	Dinner			pm			
	Bedtime			pm			
WEDNESDAY ___/___/___	Breakfast			am			
	Lunch			am			
	Dinner			pm			
	Bedtime			pm			
THURSDAY ___/___/___	Breakfast			am			
	Lunch			am			
	Dinner			pm			
	Bedtime			pm			
FRIDAY ___/___/___	Breakfast			am			
	Lunch			am			
	Dinner			pm			
	Bedtime			pm			
SATURDAY ___/___/___	Breakfast			am			
	Lunch			am			
	Dinner			pm			
	Bedtime			pm			
SUNDAY ___/___/___	Breakfast			am			
	Lunch			am			
	Dinner			pm			
	Bedtime			pm			

Week					Weight			

BLOOD SUGAR / BLOOD PRESSURE

Date	Meal	Before	After	Time		Systolic	Diastolic	Heart Rate
MONDAY ___/___/___	Breakfast			am				
	Lunch			am				
	Dinner			pm				
	Bedtime			pm				
TUESDAY ___/___/___	Breakfast			am				
	Lunch			am				
	Dinner			pm				
	Bedtime			pm				
WEDNESDAY ___/___/___	Breakfast			am				
	Lunch			am				
	Dinner			pm				
	Bedtime			pm				
THURSDAY ___/___/___	Breakfast			am				
	Lunch			am				
	Dinner			pm				
	Bedtime			pm				
FRIDAY ___/___/___	Breakfast			am				
	Lunch			am				
	Dinner			pm				
	Bedtime			pm				
SATURDAY ___/___/___	Breakfast			am				
	Lunch			am				
	Dinner			pm				
	Bedtime			pm				
SUNDAY ___/___/___	Breakfast			am				
	Lunch			am				
	Dinner			pm				
	Bedtime			pm				

Week					Weight		

BLOOD SUGAR · BLOOD PRESSURE

Date	Meal	Before	After	Time	Systolic	Diastolic	Heart Rate
MONDAY __/__/__	Breakfast			am			
	Lunch			am			
	Dinner			pm			
	Bedtime			pm			
TUESDAY __/__/__	Breakfast			am			
	Lunch			am			
	Dinner			pm			
	Bedtime			pm			
WEDNESDAY __/__/__	Breakfast			am			
	Lunch			am			
	Dinner			pm			
	Bedtime			pm			
THURSDAY __/__/__	Breakfast			am			
	Lunch			am			
	Dinner			pm			
	Bedtime			pm			
FRIDAY __/__/__	Breakfast			am			
	Lunch			am			
	Dinner			pm			
	Bedtime			pm			
SATURDAY __/__/__	Breakfast			am			
	Lunch			am			
	Dinner			pm			
	Bedtime			pm			
SUNDAY __/__/__	Breakfast			am			
	Lunch			am			
	Dinner			pm			
	Bedtime			pm			

Week						Weight	

BLOOD SUGAR   ## BLOOD PRESSURE

Date	Meal	Before	After	Time	Systolic	Diastolic	Heart Rate
MONDAY ___/___/___	Breakfast			am			
	Lunch			am			
	Dinner			pm			
	Bedtime			pm			
TUESDAY ___/___/___	Breakfast			am			
	Lunch			am			
	Dinner			pm			
	Bedtime			pm			
WEDNESDAY ___/___/___	Breakfast			am			
	Lunch			am			
	Dinner			pm			
	Bedtime			pm			
THURSDAY ___/___/___	Breakfast			am			
	Lunch			am			
	Dinner			pm			
	Bedtime			pm			
FRIDAY ___/___/___	Breakfast			am			
	Lunch			am			
	Dinner			pm			
	Bedtime			pm			
SATURDAY ___/___/___	Breakfast			am			
	Lunch			am			
	Dinner			pm			
	Bedtime			pm			
SUNDAY ___/___/___	Breakfast			am			
	Lunch			am			
	Dinner			pm			
	Bedtime			pm			

Week					Weight			

BLOOD SUGAR

BLOOD PRESSURE

Date	Meal	Before	After	Time	Systolic	Diastolic	Heart Rate
MONDAY ___/___/___	Breakfast			am			
	Lunch			am			
	Dinner			pm			
	Bedtime			pm			
TUESDAY ___/___/___	Breakfast			am			
	Lunch			am			
	Dinner			pm			
	Bedtime			pm			
WEDNESDAY ___/___/___	Breakfast			am			
	Lunch			am			
	Dinner			pm			
	Bedtime			pm			
THURSDAY ___/___/___	Breakfast			am			
	Lunch			am			
	Dinner			pm			
	Bedtime			pm			
FRIDAY ___/___/___	Breakfast			am			
	Lunch			am			
	Dinner			pm			
	Bedtime			pm			
SATURDAY ___/___/___	Breakfast			am			
	Lunch			am			
	Dinner			pm			
	Bedtime			pm			
SUNDAY ___/___/___	Breakfast			am			
	Lunch			am			
	Dinner			pm			
	Bedtime			pm			

Week					Weight			

BLOOD SUGAR · BLOOD PRESSURE

Date	Meal	Before	After	Time		Systolic	Diastolic	Heart Rate
MONDAY ___/___/___	Breakfast				am			
	Lunch				am			
	Dinner				pm			
	Bedtime				pm			
TUESDAY ___/___/___	Breakfast				am			
	Lunch				am			
	Dinner				pm			
	Bedtime				pm			
WEDNESDAY ___/___/___	Breakfast				am			
	Lunch				am			
	Dinner				pm			
	Bedtime				pm			
THURSDAY ___/___/___	Breakfast				am			
	Lunch				am			
	Dinner				pm			
	Bedtime				pm			
FRIDAY ___/___/___	Breakfast				am			
	Lunch				am			
	Dinner				pm			
	Bedtime				pm			
SATURDAY ___/___/___	Breakfast				am			
	Lunch				am			
	Dinner				pm			
	Bedtime				pm			
SUNDAY ___/___/___	Breakfast				am			
	Lunch				am			
	Dinner				pm			
	Bedtime				pm			

Week						Weight		

	BLOOD SUGAR			**BLOOD PRESSURE**				
Date	Meal	Before	After	Time	Systolic	Diastolic	Heart Rate
MONDAY ___/___/___	Breakfast			am			
	Lunch			am			
	Dinner			pm			
	Bedtime			pm			
TUESDAY ___/___/___	Breakfast			am			
	Lunch			am			
	Dinner			pm			
	Bedtime			pm			
WEDNESDAY ___/___/___	Breakfast			am			
	Lunch			am			
	Dinner			pm			
	Bedtime			pm			
THURSDAY ___/___/___	Breakfast			am			
	Lunch			am			
	Dinner			pm			
	Bedtime			pm			
FRIDAY ___/___/___	Breakfast			am			
	Lunch			am			
	Dinner			pm			
	Bedtime			pm			
SATURDAY ___/___/___	Breakfast			am			
	Lunch			am			
	Dinner			pm			
	Bedtime			pm			
SUNDAY ___/___/___	Breakfast			am			
	Lunch			am			
	Dinner			pm			
	Bedtime			pm			

Week				Weight			

	BLOOD SUGAR			BLOOD PRESSURE			
Date	Meal	Before	After	Time	Systolic	Diastolic	Heart Rate
MONDAY ___/___/___	Breakfast			am			
	Lunch			am			
	Dinner			pm			
	Bedtime			pm			
TUESDAY ___/___/___	Breakfast			am			
	Lunch			am			
	Dinner			pm			
	Bedtime			pm			
WEDNESDAY ___/___/___	Breakfast			am			
	Lunch			am			
	Dinner			pm			
	Bedtime			pm			
THURSDAY ___/___/___	Breakfast			am			
	Lunch			am			
	Dinner			pm			
	Bedtime			pm			
FRIDAY ___/___/___	Breakfast			am			
	Lunch			am			
	Dinner			pm			
	Bedtime			pm			
SATURDAY ___/___/___	Breakfast			am			
	Lunch			am			
	Dinner			pm			
	Bedtime			pm			
SUNDAY ___/___/___	Breakfast			am			
	Lunch			am			
	Dinner			pm			
	Bedtime			pm			

| Week | | | | Weight | | | |

	BLOOD SUGAR				BLOOD PRESSURE		
Date	Meal	Before	After	Time	Systolic	Diastolic	Heart Rate
MONDAY ___/___/___	Breakfast			am			
	Lunch			am			
	Dinner			pm			
	Bedtime			pm			
TUESDAY ___/___/___	Breakfast			am			
	Lunch			am			
	Dinner			pm			
	Bedtime			pm			
WEDNESDAY ___/___/___	Breakfast			am			
	Lunch			am			
	Dinner			pm			
	Bedtime			pm			
THURSDAY ___/___/___	Breakfast			am			
	Lunch			am			
	Dinner			pm			
	Bedtime			pm			
FRIDAY ___/___/___	Breakfast			am			
	Lunch			am			
	Dinner			pm			
	Bedtime			pm			
SATURDAY ___/___/___	Breakfast			am			
	Lunch			am			
	Dinner			pm			
	Bedtime			pm			
SUNDAY ___/___/___	Breakfast			am			
	Lunch			am			
	Dinner			pm			
	Bedtime			pm			

Week						Weight		

BLOOD SUGAR   BLOOD PRESSURE

Date	Meal	Before	After	Time		Systolic	Diastolic	Heart Rate
MONDAY __/__/__	Breakfast				am			
	Lunch				am			
	Dinner				pm			
	Bedtime				pm			
TUESDAY __/__/__	Breakfast				am			
	Lunch				am			
	Dinner				pm			
	Bedtime				pm			
WEDNESDAY __/__/__	Breakfast				am			
	Lunch				am			
	Dinner				pm			
	Bedtime				pm			
THURSDAY __/__/__	Breakfast				am			
	Lunch				am			
	Dinner				pm			
	Bedtime				pm			
FRIDAY __/__/__	Breakfast				am			
	Lunch				am			
	Dinner				pm			
	Bedtime				pm			
SATURDAY __/__/__	Breakfast				am			
	Lunch				am			
	Dinner				pm			
	Bedtime				pm			
SUNDAY __/__/__	Breakfast				am			
	Lunch				am			
	Dinner				pm			
	Bedtime				pm			

Week					Weight			

BLOOD SUGAR

BLOOD PRESSURE

Date	Meal	Before	After	Time	Systolic	Diastolic	Heart Rate
MONDAY __/__/__	Breakfast			am			
	Lunch			am			
	Dinner			pm			
	Bedtime			pm			
TUESDAY __/__/__	Breakfast			am			
	Lunch			am			
	Dinner			pm			
	Bedtime			pm			
WEDNESDAY __/__/__	Breakfast			am			
	Lunch			am			
	Dinner			pm			
	Bedtime			pm			
THURSDAY __/__/__	Breakfast			am			
	Lunch			am			
	Dinner			pm			
	Bedtime			pm			
FRIDAY __/__/__	Breakfast			am			
	Lunch			am			
	Dinner			pm			
	Bedtime			pm			
SATURDAY __/__/__	Breakfast			am			
	Lunch			am			
	Dinner			pm			
	Bedtime			pm			
SUNDAY __/__/__	Breakfast			am			
	Lunch			am			
	Dinner			pm			
	Bedtime			pm			

| Week | | | | | Weight | | |

BLOOD SUGAR				BLOOD PRESSURE			
Date	Meal	Before	After	Time	Systolic	Diastolic	Heart Rate
MONDAY ___/___/___	Breakfast			am			
	Lunch			am			
	Dinner			pm			
	Bedtime			pm			
TUESDAY ___/___/___	Breakfast			am			
	Lunch			am			
	Dinner			pm			
	Bedtime			pm			
WEDNESDAY ___/___/___	Breakfast			am			
	Lunch			am			
	Dinner			pm			
	Bedtime			pm			
THURSDAY ___/___/___	Breakfast			am			
	Lunch			am			
	Dinner			pm			
	Bedtime			pm			
FRIDAY ___/___/___	Breakfast			am			
	Lunch			am			
	Dinner			pm			
	Bedtime			pm			
SATURDAY ___/___/___	Breakfast			am			
	Lunch			am			
	Dinner			pm			
	Bedtime			pm			
SUNDAY ___/___/___	Breakfast			am			
	Lunch			am			
	Dinner			pm			
	Bedtime			pm			

Week					Weight			

BLOOD SUGAR | ## BLOOD PRESSURE

Date	Meal	Before	After	Time	Systolic	Diastolic	Heart Rate
MONDAY ___/___/___	Breakfast			am			
	Lunch			am			
	Dinner			pm			
	Bedtime			pm			
TUESDAY ___/___/___	Breakfast			am			
	Lunch			am			
	Dinner			pm			
	Bedtime			pm			
WEDNESDAY ___/___/___	Breakfast			am			
	Lunch			am			
	Dinner			pm			
	Bedtime			pm			
THURSDAY ___/___/___	Breakfast			am			
	Lunch			am			
	Dinner			pm			
	Bedtime			pm			
FRIDAY ___/___/___	Breakfast			am			
	Lunch			am			
	Dinner			pm			
	Bedtime			pm			
SATURDAY ___/___/___	Breakfast			am			
	Lunch			am			
	Dinner			pm			
	Bedtime			pm			
SUNDAY ___/___/___	Breakfast			am			
	Lunch			am			
	Dinner			pm			
	Bedtime			pm			

Week					Weight			

BLOOD SUGAR BLOOD PRESSURE

Date	Meal	Before	After	Time		Systolic	Diastolic	Heart Rate
MONDAY ___/___/___	Breakfast			am				
	Lunch			am				
	Dinner			pm				
	Bedtime			pm				
TUESDAY ___/___/___	Breakfast			am				
	Lunch			am				
	Dinner			pm				
	Bedtime			pm				
WEDNESDAY ___/___/___	Breakfast			am				
	Lunch			am				
	Dinner			pm				
	Bedtime			pm				
THURSDAY ___/___/___	Breakfast			am				
	Lunch			am				
	Dinner			pm				
	Bedtime			pm				
FRIDAY ___/___/___	Breakfast			am				
	Lunch			am				
	Dinner			pm				
	Bedtime			pm				
SATURDAY ___/___/___	Breakfast			am				
	Lunch			am				
	Dinner			pm				
	Bedtime			pm				
SUNDAY ___/___/___	Breakfast			am				
	Lunch			am				
	Dinner			pm				
	Bedtime			pm				

Week					Weight		

BLOOD SUGAR

BLOOD PRESSURE

Date	Meal	Before	After	Time	Systolic	Diastolic	Heart Rate
MONDAY __/__/__	Breakfast			am			
	Lunch			am			
	Dinner			pm			
	Bedtime			pm			
TUESDAY __/__/__	Breakfast			am			
	Lunch			am			
	Dinner			pm			
	Bedtime			pm			
WEDNESDAY __/__/__	Breakfast			am			
	Lunch			am			
	Dinner			pm			
	Bedtime			pm			
THURSDAY __/__/__	Breakfast			am			
	Lunch			am			
	Dinner			pm			
	Bedtime			pm			
FRIDAY __/__/__	Breakfast			am			
	Lunch			am			
	Dinner			pm			
	Bedtime			pm			
SATURDAY __/__/__	Breakfast			am			
	Lunch			am			
	Dinner			pm			
	Bedtime			pm			
SUNDAY __/__/__	Breakfast			am			
	Lunch			am			
	Dinner			pm			
	Bedtime			pm			

| Week | | Weight | |

BLOOD SUGAR BLOOD PRESSURE

Date	Meal	Before	After	Time		Systolic	Diastolic	Heart Rate
MONDAY ___/___/___	Breakfast				am			
	Lunch				am			
	Dinner				pm			
	Bedtime				pm			
TUESDAY ___/___/___	Breakfast				am			
	Lunch				am			
	Dinner				pm			
	Bedtime				pm			
WEDNESDAY ___/___/___	Breakfast				am			
	Lunch				am			
	Dinner				pm			
	Bedtime				pm			
THURSDAY ___/___/___	Breakfast				am			
	Lunch				am			
	Dinner				pm			
	Bedtime				pm			
FRIDAY ___/___/___	Breakfast				am			
	Lunch				am			
	Dinner				pm			
	Bedtime				pm			
SATURDAY ___/___/___	Breakfast				am			
	Lunch				am			
	Dinner				pm			
	Bedtime				pm			
SUNDAY ___/___/___	Breakfast				am			
	Lunch				am			
	Dinner				pm			
	Bedtime				pm			

Week					Weight			

	BLOOD SUGAR			**BLOOD PRESSURE**			
Date	Meal	Before	After	Time	Systolic	Diastolic	Heart Rate
MONDAY ___/___/___	Breakfast			am			
	Lunch			am			
	Dinner			pm			
	Bedtime			pm			
TUESDAY ___/___/___	Breakfast			am			
	Lunch			am			
	Dinner			pm			
	Bedtime			pm			
WEDNESDAY ___/___/___	Breakfast			am			
	Lunch			am			
	Dinner			pm			
	Bedtime			pm			
THURSDAY ___/___/___	Breakfast			am			
	Lunch			am			
	Dinner			pm			
	Bedtime			pm			
FRIDAY ___/___/___	Breakfast			am			
	Lunch			am			
	Dinner			pm			
	Bedtime			pm			
SATURDAY ___/___/___	Breakfast			am			
	Lunch			am			
	Dinner			pm			
	Bedtime			pm			
SUNDAY ___/___/___	Breakfast			am			
	Lunch			am			
	Dinner			pm			
	Bedtime			pm			

Week					Weight		

	BLOOD SUGAR			**BLOOD PRESSURE**			
Date	Meal	Before	After	Time	Systolic	Diastolic	Heart Rate
MONDAY __/__/__	Breakfast			am			
	Lunch			am			
	Dinner			pm			
	Bedtime			pm			
TUESDAY __/__/__	Breakfast			am			
	Lunch			am			
	Dinner			pm			
	Bedtime			pm			
WEDNESDAY __/__/__	Breakfast			am			
	Lunch			am			
	Dinner			pm			
	Bedtime			pm			
THURSDAY __/__/__	Breakfast			am			
	Lunch			am			
	Dinner			pm			
	Bedtime			pm			
FRIDAY __/__/__	Breakfast			am			
	Lunch			am			
	Dinner			pm			
	Bedtime			pm			
SATURDAY __/__/__	Breakfast			am			
	Lunch			am			
	Dinner			pm			
	Bedtime			pm			
SUNDAY __/__/__	Breakfast			am			
	Lunch			am			
	Dinner			pm			
	Bedtime			pm			

Week							Weight	

BLOOD SUGAR

BLOOD PRESSURE

Date	Meal	Before	After	Time	Systolic	Diastolic	Heart Rate
MONDAY __/__/__	Breakfast			am			
	Lunch			am			
	Dinner			pm			
	Bedtime			pm			
TUESDAY __/__/__	Breakfast			am			
	Lunch			am			
	Dinner			pm			
	Bedtime			pm			
WEDNESDAY __/__/__	Breakfast			am			
	Lunch			am			
	Dinner			pm			
	Bedtime			pm			
THURSDAY __/__/__	Breakfast			am			
	Lunch			am			
	Dinner			pm			
	Bedtime			pm			
FRIDAY __/__/__	Breakfast			am			
	Lunch			am			
	Dinner			pm			
	Bedtime			pm			
SATURDAY __/__/__	Breakfast			am			
	Lunch			am			
	Dinner			pm			
	Bedtime			pm			
SUNDAY __/__/__	Breakfast			am			
	Lunch			am			
	Dinner			pm			
	Bedtime			pm			

Week		Weight

	BLOOD SUGAR			BLOOD PRESSURE			
Date	Meal	Before	After	Time	Systolic	Diastolic	Heart Rate
MONDAY ___/___/___	Breakfast			am			
	Lunch			am			
	Dinner			pm			
	Bedtime			pm			
TUESDAY ___/___/___	Breakfast			am			
	Lunch			am			
	Dinner			pm			
	Bedtime			pm			
WEDNESDAY ___/___/___	Breakfast			am			
	Lunch			am			
	Dinner			pm			
	Bedtime			pm			
THURSDAY ___/___/___	Breakfast			am			
	Lunch			am			
	Dinner			pm			
	Bedtime			pm			
FRIDAY ___/___/___	Breakfast			am			
	Lunch			am			
	Dinner			pm			
	Bedtime			pm			
SATURDAY ___/___/___	Breakfast			am			
	Lunch			am			
	Dinner			pm			
	Bedtime			pm			
SUNDAY ___/___/___	Breakfast			am			
	Lunch			am			
	Dinner			pm			
	Bedtime			pm			

| Week | | | | Weight | | | |

	BLOOD SUGAR				**BLOOD PRESSURE**		
Date	Meal	Before	After	Time	Systolic	Diastolic	Heart Rate
MONDAY __/__/__	Breakfast			am			
	Lunch			am			
	Dinner			pm			
	Bedtime			pm			
TUESDAY __/__/__	Breakfast			am			
	Lunch			am			
	Dinner			pm			
	Bedtime			pm			
WEDNESDAY __/__/__	Breakfast			am			
	Lunch			am			
	Dinner			pm			
	Bedtime			pm			
THURSDAY __/__/__	Breakfast			am			
	Lunch			am			
	Dinner			pm			
	Bedtime			pm			
FRIDAY __/__/__	Breakfast			am			
	Lunch			am			
	Dinner			pm			
	Bedtime			pm			
SATURDAY __/__/__	Breakfast			am			
	Lunch			am			
	Dinner			pm			
	Bedtime			pm			
SUNDAY __/__/__	Breakfast			am			
	Lunch			am			
	Dinner			pm			
	Bedtime			pm			

Week				Weight			

	BLOOD SUGAR			**BLOOD PRESSURE**			
Date	Meal	Before	After	Time	Systolic	Diastolic	Heart Rate
MONDAY __ / __ / __	Breakfast			am			
	Lunch			am			
	Dinner			pm			
	Bedtime			pm			
TUESDAY __ / __ / __	Breakfast			am			
	Lunch			am			
	Dinner			pm			
	Bedtime			pm			
WEDNESDAY __ / __ / __	Breakfast			am			
	Lunch			am			
	Dinner			pm			
	Bedtime			pm			
THURSDAY __ / __ / __	Breakfast			am			
	Lunch			am			
	Dinner			pm			
	Bedtime			pm			
FRIDAY __ / __ / __	Breakfast			am			
	Lunch			am			
	Dinner			pm			
	Bedtime			pm			
SATURDAY __ / __ / __	Breakfast			am			
	Lunch			am			
	Dinner			pm			
	Bedtime			pm			
SUNDAY __ / __ / __	Breakfast			am			
	Lunch			am			
	Dinner			pm			
	Bedtime			pm			

| Week | | | | Weight | | | |

	BLOOD SUGAR				BLOOD PRESSURE		
Date	Meal	Before	After	Time	Systolic	Diastolic	Heart Rate
MONDAY ___/___/___	Breakfast			am			
	Lunch			am			
	Dinner			pm			
	Bedtime			pm			
TUESDAY ___/___/___	Breakfast			am			
	Lunch			am			
	Dinner			pm			
	Bedtime			pm			
WEDNESDAY ___/___/___	Breakfast			am			
	Lunch			am			
	Dinner			pm			
	Bedtime			pm			
THURSDAY ___/___/___	Breakfast			am			
	Lunch			am			
	Dinner			pm			
	Bedtime			pm			
FRIDAY ___/___/___	Breakfast			am			
	Lunch			am			
	Dinner			pm			
	Bedtime			pm			
SATURDAY ___/___/___	Breakfast			am			
	Lunch			am			
	Dinner			pm			
	Bedtime			pm			
SUNDAY ___/___/___	Breakfast			am			
	Lunch			am			
	Dinner			pm			
	Bedtime			pm			

Week		Weight	

BLOOD SUGAR | BLOOD PRESSURE

Date	Meal	Before	After	Time	Systolic	Diastolic	Heart Rate
MONDAY ___/___/___	Breakfast			am			
	Lunch			am			
	Dinner			pm			
	Bedtime			pm			
TUESDAY ___/___/___	Breakfast			am			
	Lunch			am			
	Dinner			pm			
	Bedtime			pm			
WEDNESDAY ___/___/___	Breakfast			am			
	Lunch			am			
	Dinner			pm			
	Bedtime			pm			
THURSDAY ___/___/___	Breakfast			am			
	Lunch			am			
	Dinner			pm			
	Bedtime			pm			
FRIDAY ___/___/___	Breakfast			am			
	Lunch			am			
	Dinner			pm			
	Bedtime			pm			
SATURDAY ___/___/___	Breakfast			am			
	Lunch			am			
	Dinner			pm			
	Bedtime			pm			
SUNDAY ___/___/___	Breakfast			am			
	Lunch			am			
	Dinner			pm			
	Bedtime			pm			

Week						Weight		

BLOOD SUGAR | BLOOD PRESSURE

Date	Meal	Before	After	Time	Systolic	Diastolic	Heart Rate
MONDAY __/__/__	Breakfast			am			
	Lunch			am			
	Dinner			pm			
	Bedtime			pm			
TUESDAY __/__/__	Breakfast			am			
	Lunch			am			
	Dinner			pm			
	Bedtime			pm			
WEDNESDAY __/__/__	Breakfast			am			
	Lunch			am			
	Dinner			pm			
	Bedtime			pm			
THURSDAY __/__/__	Breakfast			am			
	Lunch			am			
	Dinner			pm			
	Bedtime			pm			
FRIDAY __/__/__	Breakfast			am			
	Lunch			am			
	Dinner			pm			
	Bedtime			pm			
SATURDAY __/__/__	Breakfast			am			
	Lunch			am			
	Dinner			pm			
	Bedtime			pm			
SUNDAY __/__/__	Breakfast			am			
	Lunch			am			
	Dinner			pm			
	Bedtime			pm			

Week					Weight			

	BLOOD SUGAR				BLOOD PRESSURE			

Date	Meal	Before	After	Time		Systolic	Diastolic	Heart Rate
MONDAY __/__/__	Breakfast				am			
	Lunch				am			
	Dinner				pm			
	Bedtime				pm			
TUESDAY __/__/__	Breakfast				am			
	Lunch				am			
	Dinner				pm			
	Bedtime				pm			
WEDNESDAY __/__/__	Breakfast				am			
	Lunch				am			
	Dinner				pm			
	Bedtime				pm			
THURSDAY __/__/__	Breakfast				am			
	Lunch				am			
	Dinner				pm			
	Bedtime				pm			
FRIDAY __/__/__	Breakfast				am			
	Lunch				am			
	Dinner				pm			
	Bedtime				pm			
SATURDAY __/__/__	Breakfast				am			
	Lunch				am			
	Dinner				pm			
	Bedtime				pm			
SUNDAY __/__/__	Breakfast				am			
	Lunch				am			
	Dinner				pm			
	Bedtime				pm			

| Week | | | | | Weight | | | |

BLOOD SUGAR | BLOOD PRESSURE

Date	Meal	Before	After	Time		Systolic	Diastolic	Heart Rate
MONDAY __ / __ / __	Breakfast				am			
	Lunch				am			
	Dinner				pm			
	Bedtime				pm			
TUESDAY __ / __ / __	Breakfast				am			
	Lunch				am			
	Dinner				pm			
	Bedtime				pm			
WEDNESDAY __ / __ / __	Breakfast				am			
	Lunch				am			
	Dinner				pm			
	Bedtime				pm			
THURSDAY __ / __ / __	Breakfast				am			
	Lunch				am			
	Dinner				pm			
	Bedtime				pm			
FRIDAY __ / __ / __	Breakfast				am			
	Lunch				am			
	Dinner				pm			
	Bedtime				pm			
SATURDAY __ / __ / __	Breakfast				am			
	Lunch				am			
	Dinner				pm			
	Bedtime				pm			
SUNDAY __ / __ / __	Breakfast				am			
	Lunch				am			
	Dinner				pm			
	Bedtime				pm			

Week					Weight			

BLOOD SUGAR   BLOOD PRESSURE

Date	Meal	Before	After	Time		Systolic	Diastolic	Heart Rate
MONDAY ___ / ___ / ___	Breakfast				am			
	Lunch				am			
	Dinner				pm			
	Bedtime				pm			
TUESDAY ___ / ___ / ___	Breakfast				am			
	Lunch				am			
	Dinner				pm			
	Bedtime				pm			
WEDNESDAY ___ / ___ / ___	Breakfast				am			
	Lunch				am			
	Dinner				pm			
	Bedtime				pm			
THURSDAY ___ / ___ / ___	Breakfast				am			
	Lunch				am			
	Dinner				pm			
	Bedtime				pm			
FRIDAY ___ / ___ / ___	Breakfast				am			
	Lunch				am			
	Dinner				pm			
	Bedtime				pm			
SATURDAY ___ / ___ / ___	Breakfast				am			
	Lunch				am			
	Dinner				pm			
	Bedtime				pm			
SUNDAY ___ / ___ / ___	Breakfast				am			
	Lunch				am			
	Dinner				pm			
	Bedtime				pm			

| Week | | | | | Weight | | |

	BLOOD SUGAR				BLOOD PRESSURE		
Date	Meal	Before	After	Time	Systolic	Diastolic	Heart Rate
MONDAY __/__/__	Breakfast			am			
	Lunch			am			
	Dinner			pm			
	Bedtime			pm			
TUESDAY __/__/__	Breakfast			am			
	Lunch			am			
	Dinner			pm			
	Bedtime			pm			
WEDNESDAY __/__/__	Breakfast			am			
	Lunch			am			
	Dinner			pm			
	Bedtime			pm			
THURSDAY __/__/__	Breakfast			am			
	Lunch			am			
	Dinner			pm			
	Bedtime			pm			
FRIDAY __/__/__	Breakfast			am			
	Lunch			am			
	Dinner			pm			
	Bedtime			pm			
SATURDAY __/__/__	Breakfast			am			
	Lunch			am			
	Dinner			pm			
	Bedtime			pm			
SUNDAY __/__/__	Breakfast			am			
	Lunch			am			
	Dinner			pm			
	Bedtime			pm			

| Week | | | | | Weight | | |

BLOOD SUGAR — BLOOD PRESSURE

Date	Meal	Before	After	Time	Systolic	Diastolic	Heart Rate
MONDAY __/__/__	Breakfast			am			
	Lunch			am			
	Dinner			pm			
	Bedtime			pm			
TUESDAY __/__/__	Breakfast			am			
	Lunch			am			
	Dinner			pm			
	Bedtime			pm			
WEDNESDAY __/__/__	Breakfast			am			
	Lunch			am			
	Dinner			pm			
	Bedtime			pm			
THURSDAY __/__/__	Breakfast			am			
	Lunch			am			
	Dinner			pm			
	Bedtime			pm			
FRIDAY __/__/__	Breakfast			am			
	Lunch			am			
	Dinner			pm			
	Bedtime			pm			
SATURDAY __/__/__	Breakfast			am			
	Lunch			am			
	Dinner			pm			
	Bedtime			pm			
SUNDAY __/__/__	Breakfast			am			
	Lunch			am			
	Dinner			pm			
	Bedtime			pm			

Week		Weight	

	BLOOD SUGAR				BLOOD PRESSURE		
Date	Meal	Before	After	Time	Systolic	Diastolic	Heart Rate
MONDAY ___/___/___	Breakfast			am			
	Lunch			am			
	Dinner			pm			
	Bedtime			pm			
TUESDAY ___/___/___	Breakfast			am			
	Lunch			am			
	Dinner			pm			
	Bedtime			pm			
WEDNESDAY ___/___/___	Breakfast			am			
	Lunch			am			
	Dinner			pm			
	Bedtime			pm			
THURSDAY ___/___/___	Breakfast			am			
	Lunch			am			
	Dinner			pm			
	Bedtime			pm			
FRIDAY ___/___/___	Breakfast			am			
	Lunch			am			
	Dinner			pm			
	Bedtime			pm			
SATURDAY ___/___/___	Breakfast			am			
	Lunch			am			
	Dinner			pm			
	Bedtime			pm			
SUNDAY ___/___/___	Breakfast			am			
	Lunch			am			
	Dinner			pm			
	Bedtime			pm			

| Week | | Weight | |

BLOOD SUGAR · BLOOD PRESSURE

Date	Meal	Before	After	Time		Systolic	Diastolic	Heart Rate
MONDAY ___/___/___	Breakfast				am			
	Lunch				am			
	Dinner				pm			
	Bedtime				pm			
TUESDAY ___/___/___	Breakfast				am			
	Lunch				am			
	Dinner				pm			
	Bedtime				pm			
WEDNESDAY ___/___/___	Breakfast				am			
	Lunch				am			
	Dinner				pm			
	Bedtime				pm			
THURSDAY ___/___/___	Breakfast				am			
	Lunch				am			
	Dinner				pm			
	Bedtime				pm			
FRIDAY ___/___/___	Breakfast				am			
	Lunch				am			
	Dinner				pm			
	Bedtime				pm			
SATURDAY ___/___/___	Breakfast				am			
	Lunch				am			
	Dinner				pm			
	Bedtime				pm			
SUNDAY ___/___/___	Breakfast				am			
	Lunch				am			
	Dinner				pm			
	Bedtime				pm			

Week					Weight			

	BLOOD SUGAR			BLOOD PRESSURE			

Date	Meal	Before	After	Time	Systolic	Diastolic	Heart Rate
MONDAY __/__/__	Breakfast			am			
	Lunch			am			
	Dinner			pm			
	Bedtime			pm			
TUESDAY __/__/__	Breakfast			am			
	Lunch			am			
	Dinner			pm			
	Bedtime			pm			
WEDNESDAY __/__/__	Breakfast			am			
	Lunch			am			
	Dinner			pm			
	Bedtime			pm			
THURSDAY __/__/__	Breakfast			am			
	Lunch			am			
	Dinner			pm			
	Bedtime			pm			
FRIDAY __/__/__	Breakfast			am			
	Lunch			am			
	Dinner			pm			
	Bedtime			pm			
SATURDAY __/__/__	Breakfast			am			
	Lunch			am			
	Dinner			pm			
	Bedtime			pm			
SUNDAY __/__/__	Breakfast			am			
	Lunch			am			
	Dinner			pm			
	Bedtime			pm			

| Week | | | | | Weight | | | |

BLOOD SUGAR · BLOOD PRESSURE

Date	Meal	Before	After	Time	Systolic	Diastolic	Heart Rate
MONDAY ___/___/___	Breakfast			am			
	Lunch			am			
	Dinner			pm			
	Bedtime			pm			
TUESDAY ___/___/___	Breakfast			am			
	Lunch			am			
	Dinner			pm			
	Bedtime			pm			
WEDNESDAY ___/___/___	Breakfast			am			
	Lunch			am			
	Dinner			pm			
	Bedtime			pm			
THURSDAY ___/___/___	Breakfast			am			
	Lunch			am			
	Dinner			pm			
	Bedtime			pm			
FRIDAY ___/___/___	Breakfast			am			
	Lunch			am			
	Dinner			pm			
	Bedtime			pm			
SATURDAY ___/___/___	Breakfast			am			
	Lunch			am			
	Dinner			pm			
	Bedtime			pm			
SUNDAY ___/___/___	Breakfast			am			
	Lunch			am			
	Dinner			pm			
	Bedtime			pm			

Week					Weight			

BLOOD SUGAR   BLOOD PRESSURE

Date	Meal	Before	After	Time	Systolic	Diastolic	Heart Rate
MONDAY __/__/__	Breakfast			am			
	Lunch			am			
	Dinner			pm			
	Bedtime			pm			
TUESDAY __/__/__	Breakfast			am			
	Lunch			am			
	Dinner			pm			
	Bedtime			pm			
WEDNESDAY __/__/__	Breakfast			am			
	Lunch			am			
	Dinner			pm			
	Bedtime			pm			
THURSDAY __/__/__	Breakfast			am			
	Lunch			am			
	Dinner			pm			
	Bedtime			pm			
FRIDAY __/__/__	Breakfast			am			
	Lunch			am			
	Dinner			pm			
	Bedtime			pm			
SATURDAY __/__/__	Breakfast			am			
	Lunch			am			
	Dinner			pm			
	Bedtime			pm			
SUNDAY __/__/__	Breakfast			am			
	Lunch			am			
	Dinner			pm			
	Bedtime			pm			

Week					Weight			

BLOOD SUGAR

BLOOD PRESSURE

Date	Meal	Before	After	Time		Systolic	Diastolic	Heart Rate
MONDAY __/__/__	Breakfast			am				
	Lunch			am				
	Dinner			pm				
	Bedtime			pm				
TUESDAY __/__/__	Breakfast			am				
	Lunch			am				
	Dinner			pm				
	Bedtime			pm				
WEDNESDAY __/__/__	Breakfast			am				
	Lunch			am				
	Dinner			pm				
	Bedtime			pm				
THURSDAY __/__/__	Breakfast			am				
	Lunch			am				
	Dinner			pm				
	Bedtime			pm				
FRIDAY __/__/__	Breakfast			am				
	Lunch			am				
	Dinner			pm				
	Bedtime			pm				
SATURDAY __/__/__	Breakfast			am				
	Lunch			am				
	Dinner			pm				
	Bedtime			pm				
SUNDAY __/__/__	Breakfast			am				
	Lunch			am				
	Dinner			pm				
	Bedtime			pm				

Week		Weight	

		BLOOD SUGAR			**BLOOD PRESSURE**			
Date	Meal	Before	After	Time	Systolic	Diastolic	Heart Rate
MONDAY ___/___/___	Breakfast			am			
	Lunch			am			
	Dinner			pm			
	Bedtime			pm			
TUESDAY ___/___/___	Breakfast			am			
	Lunch			am			
	Dinner			pm			
	Bedtime			pm			
WEDNESDAY ___/___/___	Breakfast			am			
	Lunch			am			
	Dinner			pm			
	Bedtime			pm			
THURSDAY ___/___/___	Breakfast			am			
	Lunch			am			
	Dinner			pm			
	Bedtime			pm			
FRIDAY ___/___/___	Breakfast			am			
	Lunch			am			
	Dinner			pm			
	Bedtime			pm			
SATURDAY ___/___/___	Breakfast			am			
	Lunch			am			
	Dinner			pm			
	Bedtime			pm			
SUNDAY ___/___/___	Breakfast			am			
	Lunch			am			
	Dinner			pm			
	Bedtime			pm